U0333644

大脑通信员

认识你的神经递质

赵思家

—— 著

湖南科学技术出版社   博集天卷
CS·BOOKY

献给

马克和如饴

以及

好奇的你

前　言

世多似是而非，虚伪类真。

——汉·王充《论衡·死伪》

"多巴胺是快乐物质。"每次听到这句话我都忍不住在心中翻白眼。

要是它真是快乐物质，为什么现在世界上还有这么多不快乐的人？

要真这么简单，为什么治疗抑郁症那么麻烦？

说到抑郁症，和它最相关的其实还不是多巴胺，而是另一个叫血清素的东西，血清素在大脑里负责解忧。绝大多数科普文章，写到这里就基本结束了。

连我写科普文也逐渐习惯这样的"套路"：一旦抛出"多巴胺""血清素"这样略有些专业性的词，就说明已经到达全文的高潮。这时读者的好奇心刚刚好被满足，且因为收获了新知识而有了成就感，又不会觉得内容很晦涩。最好就此打住。

这样真是省力。但可能因为我不靠科普吃饭，所以这样做，我敷衍的对象不仅是读者，还有我自己。如果只是想传递这样"省力"的科普知识，如果只是让人看了之后能在餐桌上吹吹牛，那为什么需要我来写呢？以科普为生的畅销书作者多了去了，我又何必去费这个劲呢？

亲爱的读者，你又是为什么要看科普呢？为什么不拿这份时间去看本小说、看部电影，和喜欢的人出去喝一杯呢？

自2016年10月《大脑使用指南》出版后，我就没有再动笔写过和科普相关的书。

其实前作卖得不差，但身边的前辈们——从出版社的编辑到演讲节目的导演——都告诉我，要输出观点，不要单纯地讲知识。明白是明白，但我难以妥协。

过去三年里，我恶补了不少科普书，从浅显的到比较专业的，从讲神经科学的到讲天文学的，几乎不"挑食"。有些畅销书确实很"套路"，但也有些真的超越了单纯的知识传递，给我带来了新的视角。

　　诚然，我开始看科普书，是因为我作为一个半吊子的科普作者想从前辈那里学习（甚至暗自与自己的前作比较），但越看我越觉得它真的有其他类型的作品没有的独特魅力。现在信息流庞大，观点很多，但识别观点的知识储备却很难与时俱进，因此人们很容易被信息流牵着鼻子走。相比容易传播和吸收的"输出观点"类的作品，科普书往往是"单纯地输出知识"。知识累积够了，读者自然而然就形成了自己的观点。啊，说到这里其实我也没忍住要输出观点。不过我的观点确实是如此：别人的观点要听，但也要多积累知识。知识多了，自然而然就不会被牵着鼻子走。

　　还有一种应对方式是不储备知识，有问题就上网查。现在中文网络上有很多神经科学方面的科普资料，查阅起来特别方便。因此，即使在一个完全和科学无关的聊天群里提到神经科学，也有不少人对其有所了解，甚至还会引起激烈的讨论。但我也注意到一个情况：越来越多的神经科学科普文章陷入了前面说到的"点到为止"的"套路"。其中的重灾区就是关于在开头提到的多巴胺、血清素这类脑内化学物质的文章。

　　我甚至在朋友圈里看到有人分享某保健品，说里面含有去甲肾上腺素、乙酰胆碱和谷氨酸，吃了就能让人学习突飞猛进，因为去甲肾上腺素帮助大脑集中注意力，乙酰胆碱负

IV 大脑通信员 | 认识你的神经递质

责学习，而谷氨酸则负责记忆，所以补了这三种化学物质，就能在注意力、学习能力和记忆力上更上一层楼。这种半真半假的内容最能忽悠人，因为大多数人最多去查一下这三种化学物质是不是真的跟大脑有关系，然后只要查到它们对大脑没坏处，就买来试试。

似是而非最为危险。

上面提到的这些化学物质，其实都是神经递质（neurotransmitter）。它被称为神经细胞之间交流的信使。

可能你会对这个词一时不适应，反而更习惯它在科普文中常见的叫法——大脑激素。毕竟激素谁都听说过嘛。但等看完了这本书——说不定只需要看完这一节——就自然而然能够明白为什么"神经递质"是一个恰当的名字了。

最常见的神经递质有七种：多巴胺、血清素、去甲肾上腺素、乙酰胆碱、谷氨酸、GABA（γ-氨基丁酸）和内啡肽。如果你平时偶尔会看与神经科学相关的科普文章，肯定会觉得这几个词似曾相识，但有可能记不清它们到底是什么。

在这本小书里，我想系统地——但比专业教材更加生活化地——解释一下什么是神经递质，将这七种最常见的神经递质一一捋清楚，并有机会再横向比较一下它们之间的关系。

大家上学的时候肯定都学过一点与神经递质有关的知识，但最多一两堂课的内容。这本书能够为大家提供比较专业的对神经递质的系统性概述，但在内容上会比教材或讲义对初学者友好一些。

如果你是学心理学的学生，或是有其他理科背景、对神经科学感兴趣的学生，也许会对这本书更有兴趣。另外，如果你对大脑或与其相关的疾病和现象感兴趣，平时偶尔会看和大脑研究有关的新闻和科普文章，相信这本书也会对你有所启发。

我会尽量用简单的语言，也保证不会带有"反正普通读者看不懂，我糊弄了事也可以"这样敷衍的态度，来写这本书。在正文第三章到第九章，每一章都会讲解到一种神经递质。它们基本是独立的，如果你觉得某一章的内容太深了，可以试着跳过那一段。如果你觉得有些地方讲得太复杂，或表述不清、存在错误，请在知乎上私信我。

随着神经科学的普及以及相关知识的产品化，会有越来越多的产品或服务打着"神经科学"的旗号来"割韭菜"。其实，现阶段神经科学的研究成果还远远不能够让你"变得更聪明"或者"记忆力更好"，希望在读完这本书之后，再看到对多巴胺、去甲肾上腺素功用的解释时，大家不会完全被牵着鼻子走。

当然，也不要被这本书牵着鼻子走哟。

赵思家

2019年9月22日清晨

于伦敦

CONTENTS 目录

引 言

　　神经递质是一种存在于大脑里的化学物质，大脑里的细胞用它与其他细胞进行沟通和信息交换。没有神经递质，我们的记忆、快乐、欲望、学习能力等等都不可能以现在的形式存在。

　　许多疾病——比如阿尔茨海默病、帕金森病、多动症等等——都和各种神经递质有关。相关的药物，比如抗抑郁药、抗焦虑药、安眠药、"聪明药"，或是生活中常接触到的烟、酒、咖啡，其实都是通过影响神经递质来起作用的。

　　学神经科学已经学了十年了，我一直觉得神经递质是本专业中最难捋透的知识点。

　　之前我以为它的难点在于每一种神经递质都有各种功能，非常繁杂。不仅如此，各种神经递质还相互克制，相互作用。整个大脑里就像在上演一部家庭伦理剧，每种神经递质就像是这个复杂家庭里的一个人物。讲一个人物都够复杂了，更别说他们之间还有支线，相互牵制。不了解大舅和前妻那点事，你就不明白小姨妈为什么老喜欢穿红裙子，也不明白为什么大舅的儿子的女朋友长得和小姨妈那么相似——大概就这个意思。

最近我才意识到，不应该把神经递质当成家庭伦理剧中的人物来看，它们其实是"葫芦兄弟"。大脑里的七种神经递质，相当于七个葫芦娃，每个葫芦娃都神通广大。但如果一个一个轮流冲上去送死，那就完蛋了；只有七人齐心协力，才能够打败妖精，维护世界和平。类似地，大脑里的神经递质，各有各的技能，但没有一个是能够挑大梁的。大脑的许多疾病其实都是因为某一种神经递质出了问题，导致整个大脑系统不稳定。

而我们其实就是那个养葫芦的老汉。当然你可以做一名无知的老汉，全剧十三集都只知道仰着头喊"大娃！二娃！"，坐牢坐十二集，挨到全剧终。你也可以选择成为一名熟知葫芦娃们技能的军师型猛男，把中国20世纪80年代的剪纸动画片中的"葫芦娃"发展成堪比漫威电影的"葫芦兄弟联盟"。当然这只是开开玩笑。只要真正地了解神经递质——不仅是知道它们的名字——我们就能够明白科技的边界在哪里，我们能对一种药抱有怎样的期待，可不可能会有一种药让人吃了就变聪明，再或者是科技创新板上又出来一个公司号称自己能改造大脑、突破极限时，我们能不能去相信。在可预见的未来内，这些技术的边界在哪里？

希望看了这本书后，你不用再等别人来科普，自己就有能力判断。

主要人物介绍

在赶稿的时候，我突然想到，如果大脑是一个游戏，那神经递质的人设是怎样的？这个脑洞一开，怎么也关不上了。

所以，请允许我隆重地介绍我的"纸片人"们：如果神经递质是人，他们该是怎样的？

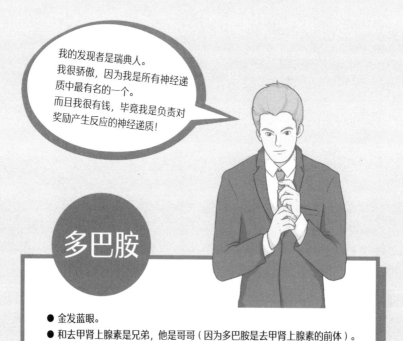

我的发现者是瑞典人。
我很骄傲，因为我是所有神经递质中最有名的一个。
而且我很有钱，毕竟我是负责对奖励产生反应的神经递质！

多巴胺

- 金发蓝眼。
- 和去甲肾上腺素是兄弟，他是哥哥（因为多巴胺是去甲肾上腺素的前体）。
- 其实是个矮子，家里全是增高鞋（从结构上来看，比去甲肾上腺素还小）。

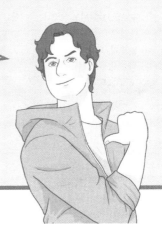

我是多巴胺的弟弟，
因此我和多巴胺长得
挺像的。

去甲肾上腺素

- （毫不意外地）是个憨憨，很适合去做热血漫男主角。
- 随时都穿着运动服，特别有警觉性，危机意识特别强。
- 但时不时也会过于亢奋，很容易分心。

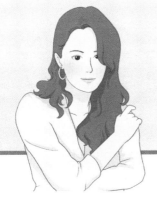

我能够很好地调整自己的
情绪。
但即便如此，最近却因为
睡眠问题而感到有些困扰。

- 温柔稳重的知心大姐姐。
- 有调节心情，抵抗抑郁的作用。
- 有控制睡意的作用。

血清素

我记忆力超好!
我有个孪生姐姐叫作尼古丁,
她总是抢我对象!
我最近在研究阿尔茨海默病,
可惜没什么进展,有些烦恼。

乙酰胆碱

- "人狠话不多",是个记忆力超好的学霸。
- 有个孪生姐姐,叫作尼古丁,她是一个小太妹。
- 乙酰胆碱和尼古丁关系不太好,因为尼古丁老是抢乙酰胆碱的对象
  (这个说来话长,得看书里内容才解释得清楚了)。

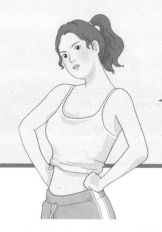

我是个活泼好动的小太阳,甚至有些暴躁,不要轻易惹我哟!

- 来无影去无踪,每次都是在需要她的时候她才会出现。

谷氨酸

我是个平时略显阴沉的男孩。如果我出现在聚会上，气氛会立马降低，连多巴胺都被我压制得死死的。

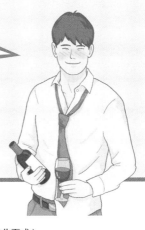

GABA

- 其实是谷氨酸的弟弟（GABA 由谷氨酸转化而成）。
- 酒不离手，喝了酒以后，完全就是另一个人格（酒精让人放松和 GABA 有关）。
- 最近靠收"智商税"挣了不少钱。

哪里有伤害，哪里就有我们的身影。别看我们看起来很小，很可爱，我们可是有比 GABA 更阴沉的一面哟！

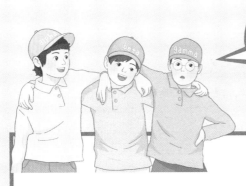

- 大脑自产自销的止疼药。
- （悄悄地议论）有目击者称，似乎在某些 18 禁的场所常常看到他们的身影……

内啡肽

本书使用指南

说话要言之有理，但有理还不行，还应该有据。

——呃，我说的。

玩游戏的时候，我最讨厌游戏开始时的"入门指南"，因为好的设计无须设计。

但我还是想在此献上本书的使用指南，解释一下本书的结构，以及阅读此书的注意事项。如果你和我一样，讨厌"新手村"任务，完全可以跳过这一节，但我相信你看完之后不会失望的。

如果你看过我的其他书，应该已经看过这一部分内容，请直接跳到第三个问题。

第一个问题：这本书里的内容是否值得信任？

你最近遇到过"假新闻（fake news）"吗？

在过去，我可以认准某些老牌报社作为"权威""真实"的渠道，但随着社交媒体的发展，假新闻也得到了爆发式的成长。或是因为没有新闻可以报道，或是为了在这个流量为王的时代混口饭吃，抑或是信息扩散已经没有门槛，现在我们接触的大多数信息，其真实性，实在是难以判定。有些假得离谱，但还是会被广泛传播，很多人对其深信不疑。我有个记者朋友开过一个玩笑："你觉得我说的是假的，那等你办一个阅读量更大的公众号来喷我啊。"这虽然是个玩笑，但细想真的挺可怕的。

如何判定一条信息是否真实？这里我引用一下英国德比大学的心理学副教授威廉·戈登（William Van Gordon）针对"如何识别假新闻"的五条建议。

当你在阅读一条新闻时，先停下来，思考一下：

1. 这条信息的来源是什么？是否可靠？

2. 带着批判性思维看待它，试着跟它抬杠。

3. 想一想有没有什么细节这条新闻没有提到。大多数假新闻——假信息也类似——会故意遗漏一些细节，因为它是假的，所以经不起推敲。

4. 如果有引用原话，确认来源是否有名有姓，是否真实存在，或是能否为他说的这句话负责。

5. 看看图片是不是假的。如果你能用Google，可以试着将图片上传到"Google Image"上，看看这张图片的出处在哪儿，是不是被挪用的。

虽然这都是针对识别假新闻的建议，和这本书讲述的科普内容有一定的区别，但思路上是一致的。

其实科普内容特别适合在线上传播，那为什么我要做纸质书呢？因为科普类纸质书有一个特点，既是它的死穴，也是它的生命力所在，就是它慢。

毫无疑问，这是纸质书天生的弊端。科学知识日新月异，一本书印刷出厂，到你手里时，里面有些知识可能就已经被新的发现给推翻了。这也是知识的宿命。

　　不过与此同时，这个特点也让它成了一个筛子。这个筛子，不仅筛了信息，还筛了人。

　　筛信息是指什么呢？是把那些不成系统、站不住脚、不够重要的信息给筛掉了，只保留核心和能挂在核心上的内容。平时我在网上写科普文的时候，写出来的文章其实更像是评论。我会把我对这个知识点所了解的全部内容展示出来。因为读者想看的，就是从一个点去扩散到一个面。但写书不同，是知道物体有几面后，我再去选那几个关键点。这从一本书到底是"越写越长"还是"越写越短"就能看出来。我的第一本书《大脑使用指南》（2016年出版）比较幼稚，内容很散，当时我也没有经验，每一稿都比前一稿更长，因为我老想加新内容。但在写这本书的时候，我就越写越短，因为写完所有内容后，重读时我发现只要安排好阅读顺序，有些内容其实不用多废话，提一嘴就可以了。这一点在这本书后半部分非常明显，因为前面都铺垫好了，到内啡肽那一章时，就可以特别浓缩，一句话一个知识点都没问题，不需要过度解释，也没有必要各种信息都来大杂烩。这样，我在这本书里呈现的内容，都是经过筛选的，而不是评论式的。

　　筛人又是指什么呢？我曾收到过评论，抱怨文章最后的参考文献列表太长，看着就"性冷淡"。在那之后，在线上写科普文时，我会尽量将论文引用"无痕化"，要么在文内只是稍微提及，要么放在文章最后，只列出关键引文。但纸质书不一样，它天生就是一道壁垒，愿意打开这本书的人，一定会更想获得这份知识，也会对信息的严谨度有更高的期待。在这本书中，我将所有发现的来源都标注了出来，这些来源都是正规的、高质量的、通过同行审核的研究论文。我将每篇论文的详细信息都按照标准的引用格式放在了当页的脚注中。我相信打开这本书的人，不会讨厌这些脚注。更重要的是，这本书有可能会激发你对某些问题的好奇心，让你继续探究下去，我得让内容经得起搜索，经得起考验。

我决定以后写每一本书，都要在开头问这样一个问题："这本书里的内容是否值得信任？"我希望每一位打开这本书的读者，向我、向出版社、向自己，都问一遍这个问题。

第二个问题：论文引用（reference）怎么看？

要注意的是，这样以脚注的方式引用，在学术上讲其实并不规范，只是这样更加方便阅读。科学界有很多种引用格式，几乎每一个大的学术期刊都有自己的一套要求。这里我选择的是神经科学领域里一个大家都会看的学术期刊——

《神经科学杂志》（*The Journal of Neuroscience*）——用的标准格式。

这里举个例子，来讲怎么看一条引用（reference）。

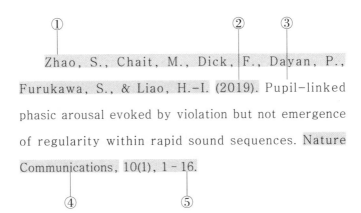

这里我"厚颜无耻"地使用了自己第一篇正式发表的论文作为引用的例子。

① 开头这一串"Zhao, S., Chait, M., Dick, F., Dayan, P., Furukawa, S., & Liao, H.-I."是每个作者的姓氏和名字的缩写。比如我是赵思家，姓氏为"Zhao"，名字的缩写为"S"，所以我就是"Zhao, S."。在神经科学和其他很多科学领域中，作者的排名顺序非常重要，有时候合作者们还会为此争执不休。每个领域的作者排名方式有点不同，比如说数学和物理领域是按照姓氏的开头字母来排

的。比如我姓赵，那我基本上回回都会被排在最后一个。但在神经科学和心理学领域，我们采取不同的策略：第一作者（first author）和最后一个作者（last author）往往是最重要的。第一作者往往是进行这个研究的博士生或是博士后，比如这篇文章是我写的，里面的实验也是我做的，所以这篇文章我是第一作者，我排在最前头。最后一个作者一般为第一作者的直系导师，这篇文章的想法和一些方向可能是由这个人定的。

在我的这篇论文中，最后一个作者其实并不是我的导师，而是我们的合作者。我的导师（Chait, M.）被排在了第二作者的位置，第三作者是我的另一位博士导师（Dick, F.）。这背后的原因相当复杂，这里不赘述。但为了平衡，我的导师成了本篇论文的通信作者（corresponding author）。什么是通信作者呢？如果你看了这篇文章有什么问题，或者想要合作，就要找这个作者。这个位置比第一作者和最后一个作者更为重要。一般情况下，第一作者也是通信作者，偶尔，最后一个作者是通信作者。而当你看到一篇论文的通信作者不在这两个位置，可以想象在发表这篇论文前，作者们肯定是斯文地"撕"过一圈了，这也算是科学发现背后的一些故事吧。

② "（2019）"括号中的数字是这篇论文发表的年份。

③ 后面跟着的这句话 "Pupil-linked phasic arousal evoked by violation but not emergence of regularity within rapid sound sequences" 是论文的题目。

④ 再后面 "Nature Communications" 是这篇论文发表的杂志，这里是《自然》的子刊《自然·通信》。什么是子刊呢？就是附属杂志的意思。《自然·通信》的级别比《自然》低，但它们隶属于同一个出版社。有些杂志，比如说《自然》《科学》，它们不分学科，只要是能够震惊科学界的发现都会发表。如果你的发现上不了这两个杂志，那么可以考虑在它们的附属杂志上发表。《自然·神经科学》和《自然·人类行为》是《自然》旗下另外两个与神经科学有关的子刊。《自然·通信》不分学科，有点像是低配版的《自然》。

⑤ 最后几个数字是指引用自2019年的第几期杂志，杂志的第几页。现在用处不大了，因为我们几乎不看实体的杂志，全是在网上看论文，这些信息完全就是几十年前网络还不发达时留下的传统而已。

第三个问题：哪些内容是重点，哪些可以跳过？

你看过《葫芦兄弟》这部国产动画片吗？它讲了一个农

夫种的七个葫芦变成了七个小男孩，他们一个个去找蛇蝎二妖送死的故事，不过最后他们终于想起来不能一个个"送人头"，齐心协力，一起把蛇蝎二妖给镇压了。

这本书拥有和《葫芦兄弟》类似的结构——总分总。

本书一共有十章。第一章很短，先用"爱情"这个喜闻乐见的话题引出我们大脑里的化学反应，让你对各种各样的神经递质有一些基本的了解，顺便刺激一下阅读的积极性。

在第二章中我会先对神经递质做一个概述性的介绍。注意，其实这一章可以先跳过。我知道这种介绍会很枯燥，但放在本书开头再合适不过了。如果你想直接开始看些劲爆一点的内容，可以从第三章开始看。这期间，你可能会遇到一些看不懂的地方，那你就要根据书中的提示，翻回相应的页面去临时抱佛脚。

本书最关键的是从第三章到第九章这七章，就要上演七个葫芦娃，一个一个冲到妖精家送死的剧情了。动画片一集讲一个葫芦娃，本书一章讲一种神经递质。

现在已知的神经递质至少有三十种，最有名、研究最多的是这七种：多巴胺、血清素、去甲肾上腺素、乙酰胆碱、谷氨酸、GABA和内啡肽。这本书的核心就是这七种神经递质，我将会一一讲述它们的故事。

每一章的大致结构如下：

• 对这款神经递质的一个简单介绍，如它从何而来（产地/籍贯），又去往何处（常居地）。

• 这款神经递质所涉及的主要的大脑功能，以及相关的一些趣闻。

• 虽然它可能有各种各样的功能，但有没有一个核心功能呢？如果有，又是如何运作的呢？

和第二章不同的是，这七章不可以跳着阅读，请尽量按照章节顺序。就像是七个葫芦兄弟一样，先出场的葫芦娃是给后面的弟弟们做铺垫的。虽然每章只讲一种神经递质，但要搞懂后面几章的内容，必须知道前面提到的几种神经递质。比如内啡肽，说到它就得提多巴胺和GABA，我不会重复说明，但我会在文中备注相应知识点的页数，方便你往回或是往后翻。

打过牌的人都知道，一个人拿到的每一张牌都很好，并不一定能打赢，聪明的玩家会将它们合理地配对，按照它们的特性连环打出，就会有意想不到的效果。只有外行才会只关心摸到的牌够不够大，真正的玩家在意的是如何组合它们。

如果你只看了关键的中间七章，就会觉得这些神经递质虽然各有各的本领，但相互之间似乎没有什么关系。事实并非如此。大脑并不是为了达到某一种认知功能，而设计出某一种神经递质的。相反，神经递质之间是相互帮助、相互制衡，一环套一环的。大脑不会浪费它拥有的任何一种物质，而是利用有限的选择，把每种神经递质都用到了你想象不到的地方，打出让人意想不到的组合，环环相扣，让神经递质异常散乱的功能，都变得恰到好处。

在本书的第十章，也就是最后一章，我会以"睡眠"为例，带你看看我们的一天是如何在这七种神经递质的无缝衔接下度过的。通过了解神经递质的作用，我们便可了解到安眠药是如何工作的，为什么有些抗抑郁药会有让人无法入睡的副作用。如果你没有读前面那七章，这一章会显得异常难读，但我个人认为睡眠这章才是本书最精彩的部分。

感谢你耐下心来看这一篇和本书内容没有直接关系的说明。希望它对你阅读本书及未来的阅读过程有所帮助。

01

哦，是爱情的味道：
大脑里的化学反应

"为什么爱情不一定是快乐的呢？"

"恋爱多久该结婚呢？"

"既然爱情只是化学反应，那还能相信爱情吗？"

…………

看完这本书之后，请回头想一想这些问题，你可能也会有自己的看法。

在英文语境中，我们会用"There is chemistry between them.（他们之间有一点化学反应。）"来形容两个人看对眼，气氛很暧昧。即使在中文语境中，我们也听到过"爱情，不过是一场化学反应"。那，你有没有想过，这到底是怎样的一场化学反应呢？是什么制造出了爱情这样强烈又美丽的事物？

关于爱情，神经科学有个说法，"肾上腺素决定出不出手，多巴胺决定天长地久，5-羟色胺决定谁先开口，端粒酶决定谁会先走"。

虽然这句话比较片面，但它提到了几个关键点。

第一句话其实应该说"去甲肾上腺素决定出不出手"。去甲肾上腺素就是一种神经递质。我们在日常生活中经常会提到"肾上腺素"这个词，常常用它来形容很"燃"的感觉。去甲肾上腺素其实和肾上腺素极为相似，功能也是一样的，只不过它们的产地不同。肾上腺素，如名字所示，是在身体的肾上腺里产生的，而去甲肾上腺素是在大脑里产生的。而"去甲肾上腺素决定出不出手"，是指去甲肾上腺素和冲动、觉醒有关。无论是情绪唤起还是性唤起，都和喜欢上一个人时那种情绪冲动有关。遇到喜欢的人，你会难以抑制地心跳加速、手心冒汗、脸红，这都是去甲肾上腺素的杰作。我们将会在第五章（95页）里更深入地聊这种神经递质。

第二句话"多巴胺决定天长地久"。吸血鬼题材的"玛丽苏"电影《暮光之城》里，爱德华对贝拉说了一句情话："You're like my own personal brand of heroin."（你像是我的专属海洛因。）怪肉麻的，但又莫名其妙地很恰当。热恋时，大脑中多巴胺含量的确会偏高，多巴胺的含量变化可能会让你大脑原本的动机和奖赏机制产生变化。比如正常情况下，你并不会因为接收到一条"干啥呢"的微信消息而开心得手舞足蹈。而且刚谈恋爱的时候，你会有一个很明显的变化，就是对平时在乎和想干的事情变得不是那么在意了，这就是动机和奖赏机制产生了变化的结果。不能否认，有些感情——至少是对某些人来说——如毒品一般，即使你知道这是不健康的、不好的关系，也无法抑制地想要和他在一起。但爱和多巴胺并非因果关系，所以打着"只有热恋时才有多巴胺，而多巴胺只能维持三个月"的旗号来解释自己没感觉的都是没文化的渣男渣女。我将会在第三章（47页）里更深入地聊这种神经递质。

第三句话"5-羟色胺决定谁先开口"。"5-羟色胺"也是一种很常见的神经递质，它的另一个中文译名为"血清素"。在这本书中，我会统一使用"血清素"这个译名。血清素有让人冷静、放松的效果，在热恋状态下，大脑中血清素含量较低。这也解释了为什么我们在热恋时会感觉完全失去了保持理性和冷静下来的能力，甚至会感到焦虑。我将会在第四章（73页）里更深入地聊这种神经递质。

第四句话"端粒酶决定谁会先走"。这句话其实和爱情并无直接关系，它指的是端粒酶决定了人的生命长度。端粒酶不是神经递质，而是一种酶，它普遍存在于身体的细胞中，只有在不断分裂复制自己的细胞里才出现活性。它被认为和人体的衰老以及癌症肿瘤疾病的发展相关，所以才有"端粒酶决定谁会先走"这一说法。

美国人类学家海伦·费舍尔（Helen Fisher）曾提出，爱情主要有三种状态：情欲、吸引和依附。

前面说的三种神经递质——去甲肾上腺素、多巴胺、血清素——其实都和"吸引"这一状态相关。除此之外，"情欲"与睾酮、雌激素有关，而"依附"则由抗利尿激素和催产素调节。其中催产素特别有趣，正如它的名字所言，它的一大功能是催产催乳，刺激子宫肌肉，收缩子宫促进分娩。它还和性高潮有关，能增加夫妻之间的安全感，增加情侣之间的依恋感。若非说要有一种爱情激素，可能催产素是最佳候选。

我有几次都被问到："你们学神经科学的，还能相信真爱吗？"潜台词大概是，在我们眼里，是不是爱情就是化学作用？如果是，那岂不是很无趣，我们还能珍视爱情的每个瞬间吗？在这里我抛砖引玉，聊一下我的想法，不一定准确，仅供参考。

"为什么爱情不一定是快乐的呢？"

暗恋过的人都会有类似的感觉：暗恋太难了，这世间最幸福的事情就是两情相悦。如果能够相爱，那一定会非常幸福和甜蜜。后来才意识到，原来相爱并不一定就快乐。但这是为什么呢？这个问题从通俗小说到严肃文学都有涉及，却从未有过明确的答案。似乎正因为爱情本身就是这样，没有答案，才让爱情中的痛苦变得特别迷人。

　　很长时间里,我对这个问题耿耿于怀。既然这样,那为什么还要有爱情呢?人类既然可以从交配过程中获得快感,为什么还需要爱情这种可能会带来痛苦的认知功能呢?但学了神经科学,这个问题就很简单了。因为从神经科学的角度来看,这个问题本身就不成立。在大脑里,爱情和快乐是两个相互独立的概念。即使非要说是这些神经递质和激素形成了爱情,那它们也不会是快乐的本质,也不会是幸福的本质。所以相爱却不快乐,这并不矛盾。

"让人冲昏头脑的爱情就不是好的爱情吗?"

　　另外一个让我耿耿于怀的问题是,我很讨厌自己在恋爱时不冷静、患得患失、焦虑、眼里只看得到对方的状态。这甚至让我对谈恋爱这件事情非常抵触。但了解了这些神经递质对大脑的影响后,我才意识到,这不是很正常的现象吗?甚至后来在谈恋爱的时候,我有种能够跳出当下状态看自己的感觉。

"恋爱多久该结婚呢?"

　　还有一个常见问题是:"恋爱多久该结婚呢?"

每次想到这个问题我都觉得很有趣。对古老的人类大脑来说，"在茫茫人海中找到一个人，与他相爱然后结婚，幸福一辈子"，这个想法本身就非常新潮。这完全是社会化的产物，几乎可以说没有任何生理学基础。

似乎20世纪后的恋爱开启了闯关模式，每一关都界限不清但无法逃避，"正常的"浪漫关系都必须沿着既定方向发展。每次说到爱情的神经科学，都觉得这个话题太不浪漫了。的确，神经科学家做的很多工作，实际上就是在给这个世界"去浪漫化"。爱情说开了，似乎就那样，没那么神秘珍贵，也没那么美了。

"All's Well That Ends Well"

All's Well That Ends Well 是英国戏剧家莎士比亚的一部爱情喜剧的剧名。梁实秋将它翻译为"终成眷属"，其实它的直译意思是：结局好，一切都好。

人类对"happy ending"的执着往往会导致错误的决策。这是我从神经科学中学到的最有实际价值的一个事实[1]。

---

1. Vestergaard, M.D., Schultz, W. (2020) .Retrospective Valuation of Experienced Outcome Encoded in Distinct Reward Representations in the Anterior Insula and Amygdala. Journal of Neuroscience ,40(46),8938–8950.

比如，明明两个人不合适，但觉得有了一个完美的开头，就应该有一个完美的结局，相互伤害都要牵扯在一起；或是两人明明已经没有感情了，但坚信只有完美的结局才能配得上自己的"主角光环"，硬要勉强。无论是在看小说、追CP[1]，还是审视自己的现实生活时，我们都不想"意难平"。虽然明知人不能盲目乐观，但在尘埃落定之前，我们往往希望未来是一个完美的结局，甚至不由自主地对此过度执着。但英雄史诗和大女主剧的情节毕竟是小概率事件，对完美结局的执着往往使得我们不能做出最好的决策。

"既然爱情只是化学反应，那还能相信爱情吗？"

最后让我说回这个问题。

对我来说，不仅爱情是化学作用，其实我的所见、所感、所想，一切的一切，都只是化学和物理作用罢了。说到底，"我"的存在也只是天灵盖里那坨粉色的大脑里近千亿的神经细胞共同谱写出来的乐曲而已。

有一句话我很喜欢："But dream we dream together

---

1. Coupling 的缩写，指配对、情侣。

is reality." [1] 人类对世界的感知其实就是这样一个几十亿人一起做的梦。

　　但知道这一点，并不代表我就无法再珍惜这种感受。恰恰相反，正是因为了解到了这些神经递质的复杂性，我意识到爱情就如烟花般难以控制、转瞬即逝，而且每时每刻都有它的独特性，所以我能够更好地欣赏它、珍视它、享受它。

　　看完这本书之后，请回头想一想这些问题，你可能也会有自己的看法。

　　现在就让我们来看看，大脑里的化学反应到底是怎么发生的吧。

---

1. 来自小野洋子1972年发表的歌曲 "Now or Never"，原句为 " ' Cause dream you dream alone is only a dream.But dream we dream together is reality."。

02

大脑里的信使

细胞是什么？

我能想到的最简单的解释是，

它们是组成你的一些小水袋。

本章将会对神经细胞和神经递质进行基本的描述，为后面的内容做一些铺垫。如果你不太想看，也可以跳过，后面提到相关内容时，你可以在文中看到其对应页数，到时候翻回来看也行。

但如果没有这一章的铺垫，读到后文时就会不可避免地遇到一些不熟悉的词。我不算是个很会学习的人，但这么多年的学习和研究让我对提高学习效率有了一些心得，其中最重要的一条是，想要学得又快又好，就不能让知识点里有漏洞。没有知识是孤立的，只要有一个词说不出个所以然来，我就不可能愉快地、顺畅地、完整地吸收这份知识。所以，我还是建议你快速地过一遍这一章的内容。

大脑里的打工人

大脑的最小工作单位是神经细胞[1]。

成年人的大脑大概有八百亿个神经细胞，而每个神经细胞与大概七千个其他的神经细胞相连。这形成了一个巨大且复杂的神经网络，我们的一切——情感、记忆，甚至对"我"的自我意识本身——都由此产生。

细胞是什么？

我能想到的最简单的解释是，它们是组成你的一些小水袋。这些小水袋里，漂满了各种各样更小的水袋和线团一样的东西。某些特定的小水袋集中在一起共同协作，让你现在看懂了这一段文字。

你可能对这样的解释无法感到满足。那么你还可以把我们身体里的细胞看成一个个以蛋白质为主要材料制成的小型机器，而在每一个机器里，都有几亿个小部件。这些小部件各有作用，通过各式各样的化学反应相互影响相互牵制，同时生产和破坏着其他各式各样的小部件，像是个小社会一

---

1. 有时候会被翻译为"神经元"。神经细胞=神经元。但我更喜欢用"神经细胞"，特此备注。

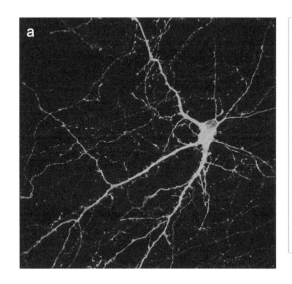

神经细胞长什么样？

a.这是在猴子大脑里负责生产多巴胺的神经细胞。请注意在这本书中，所有图片所使用的颜色都只是示意而已，并非神经细胞原本颜色。（图片来源：Yan Liu 和Su-Chun Zhang）

b.神经细胞的示意图。神经信号沿着轴突传递到轴突末端，然后通过突触传递到其他的神经细胞。（图片版权©赵思家）

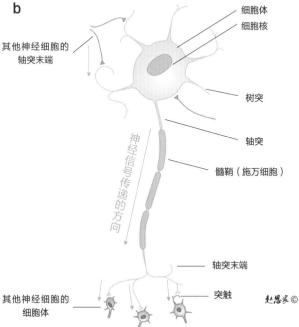

其他神经细胞的轴突末端

细胞体

细胞核

树突

轴突

髓鞘（施万细胞）

神经信号传递的方向

轴突末端

其他神经细胞的细胞体

突触

赵思家©

样，将整个社会维持在一个最优的平衡状态，进而从外界获得能量，甚至将整个社会1∶1地复制繁殖。

这些在细胞里发生的各式各样的化学反应，叫作新陈代谢（metabolism）。这个词我们所有人都在中学生物课上学过，它其实就是生物维持生命的所有化学反应的总称。因为它是一个不间断的能量与物质的交换过程，一旦这个交换过程停止，生命就结束了，所以新陈代谢的英语名来自希腊语里的"改变"。

"神经细胞被激活"到底是指什么？

每一个神经细胞都是由一层细胞膜包裹住的。每个细胞就像是一个被围墙围起来的小国家，和外界有一定但有限的交流。在正常情况下，神经细胞体内的负离子更多，使得细胞内外形成一个电压差，这个电压差叫作膜电位（membrane potential）。一般情况下，这个膜电位在−50毫伏到−70毫伏之间。如果突然之间一大堆正离子涌入了细胞内，膜电位就会迅速变小，进而形成一个神经脉冲，如下页图所示。这个脉冲常被称为动作电位（action potential）。这个动作电位从发生到结束，前后不超过几毫秒（一毫秒即千分之一秒）。

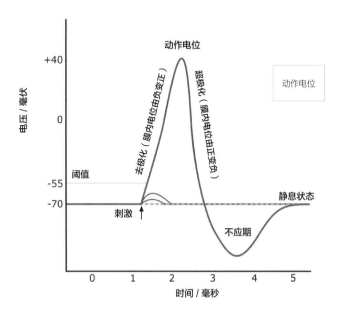

一个标准的动作电位的示意图。当细胞膜内外的电压差超过-55毫伏时，电压会继续变得更正，直到到达顶点。然后再逐渐变得更负，并且超过-70毫伏，进入一段不应期。不应期过程中，无论是怎样的刺激都不会引起新的动作电位。

神经细胞之间是如何传递信息的？

想象每个神经细胞都是一台电脑，电脑与电脑之间的沟通可以通过电缆，还可以通过蓝牙什么的来进行。而每个神经细胞只能有两个反应：1或0，即激活或是抑制。如果把神经细胞比作电脑，大脑比作互联网的话，在大脑这个网络中，每台电脑只能做两件事：要么黑屏，要么白屏。黑屏是常态，突然闪一次白屏就是被激活了一次。智利的一台电脑先闪了一次屏，在几毫秒内，这个闪屏的信息，一传一地传到了中国的一台电脑上，让它也闪了一次屏。就是靠这样简单的信号，大脑完成了这么多复杂的认知行为，包括说话、看电影、做数学题等等。是不是挺神奇的？

那在真实的大脑里，信号是如何从一个神经细胞传递到另一个神经细胞里的呢？

说到这里就不得不提一点科学史。20世纪初，科学家就发现神经信号是通过电来沿着神经细胞传播的，因此很自然地认为细胞与细胞之间也是靠电信号。这个理论乍听起来很有道理，但当发现神经细胞与神经细胞之间有间隙——这个间隙叫作突触间隙——之后，这个理论就站不住脚了，因为没有人能解释电要如何跨越这样的鸿沟。

最后，德国科学家奥托·勒维（Otto Loewi）和英国科学家亨利·戴尔（Henry Dale）发现，有一些突触并非通过电，而是通过化学物质传递神经信号的，他们因此在1936年获得了诺贝尔生理学或医学奖。而这个担任神经细胞与神经

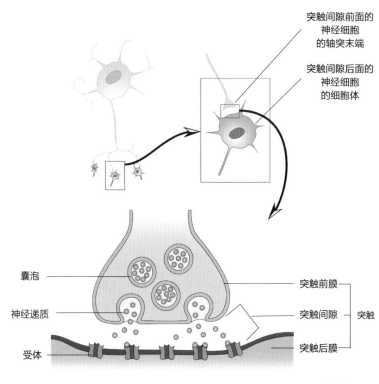

突触间隙前面的
神经细胞
的轴突末端

突触间隙后面的
神经细胞
的细胞体

囊泡

神经递质

受体

突触前膜

突触间隙　　突触

突触后膜

赵思家©

化学突触的结构示意图。大多数的神经细胞之间的信息是
靠化学物质传递的,这种化学物质被统一称为神经递质。
请仔细识别这张图上的每一个名词,后面的内容中我们会
不断提及它们。(图片版权©赵思家)

细胞之间的信使的化学物质，就是神经递质。

要注意的是，并不是所有神经细胞之间的沟通都靠神经递质。突触分两种：一种是上面提到的化学突触——宽度大概有20到40纳米，靠神经递质来传递信息；还有一种是电突触——宽度只有2到4纳米，可以直接用电来传递信息。

这两种突触各有各的优点。电突触最大的优点是传播信号的速度更快，所以电突触一般会在特别需要急速反应的功能上出现，比如说反射反应。如果你一脚踩上一颗图钉，你的脚会快速离地来自动防卫。从脚到脊髓，全程就靠电突触，所经过的突触数量不会超过五个。

但不能让神经系统全都用电突触，因为它有个致命的缺点，那就是"缺乏增益"。什么意思？就是经过电突触的信号强度要么不变，要么变小。一个信号从这头送到那头，往往要经过成千上万个突触，要是大部分强度都在路上被损耗，那这沟通效果也太糟糕了。

而化学突触在人类大脑里更加常见，也更加灵活，可以增益，也可以减益，它们的类型丰富，搭配起来能够有奇效。

神经递质到底对每个神经细胞起到什么作用，是由受体（receptor）决定的。如上页图所示，受体一般位于突触后膜。其实受体就是一个位于细胞膜上的窗户。这个窗户是半自动的，一般是锁上的，只有在特定的情况下才会打开。当它打开时，它会选择性地让细胞外的一些离子（比如说带负电荷的氯离子或是带正电荷的钙离子、钾离子）通过它进入细胞内，使得细胞内外的电压差发生变化。

举个例子，谷氨酸的某一种受体碰上一个谷氨酸的时候，这种受体会瞬间被激活，它的结构会产生变化，使其形成一个通道，让带正电的钙离子迅速涌入细胞里。想象一小块细胞膜上，同时有成千上万个这样的受体被激活，那就会有成千上万个钙离子涌入，瞬间让膜电位变得更正。这样就会在神经细胞里产生一个动作电位。这种被激活就会产生动作电位的受体，被称为兴奋性的受体（excitatory receptors），其对应的神经递质也是兴奋性的。

因为每种受体的结构不同，它不仅可以选择特定的离子使用它穿过细胞膜，还可以指定特定的方向。比如，GABA的受体就不会允许钙离子进入细胞，相对地，它让带负电荷的氯离子流入细胞内，同时让带正电荷的钾离子离开细胞。当大量的GABA受体被激活时，膜电位瞬间就会变得更负，这样细胞就不会被激活了，动作电位也不会出现。这种受体就是抑制性的受体（inhibitory receptors），也使得其对应的神经递质是抑制性的。

在本书的后几章中，我们还会再次提到神经递质的兴奋性和抑制性，届时结合实际的例子，你能更好地明白这两种性质的重要性和妙处。

每个神经递质所对应的受体都很多，学习和研究它们是神经药理学的基础。它们相互作用，相互帮助，有时候同时存在，有时候单独存在，非常复杂。这本书毕竟不是教材，我只会从个人的角度来挑拣一些内容进行科普，请诸位见谅。如果你对这个方面感兴趣，务必往神经药理学方面探索一二。

> ## 知识充电站
>
> 你可能会想，如果一个神经细胞同时释放兴奋性的和抑制性的两种神经递质，那会怎么样呢，场面岂不是很混乱？关于神经递质，有一个很重要的信息——"一个神经细胞只生产一种神经递质"，这叫作戴尔原理（Dale's principle）。不过，近些年来，已经发现了不少种神经细胞都违反了这条规则，但绝大多数神经细胞还是符合的。

并非谁都能成为神经递质

那是不是大脑里的任何化学物质都是神经递质呢？当然

不是。成为神经递质也要遵守基本法的。

正如前文所说，最先发现神经细胞之间的信息传递是靠化学物质的是勒维，他也因此获得了诺贝尔奖。这里让我引用知友洪嘉君在知乎专栏中对这个发现的描述[1]：

"在这项研究中，他天才般地对蛙心先行灌流，随后刺激其迷走神经，使蛙心率减慢，再抽出灌流液，注入另一正常蛙心中，于是见证奇迹的时刻来临了！后者的心率也开始减缓！这证明，刺激迷走神经后可能释出了某种'抑制性物质'，无论如何，是这种物质而不是转瞬而逝的电流，引发了心率减缓的结果。此后不久，勒维果然分离出了这种物质，那就是乙酰胆碱——人类认知中的第一个神经递质。

"我们现在对神经递质的定义和勒维的实验一样简洁，所谓神经递质，就是在神经突触信号传递中担当'信使'的一组特定化学物质。它们本身仅具有抑制和兴奋的作用，但是考虑到效应机制（受体和靶器官）的差异，最终展现出的宏观效果大相径庭。"[2]

---

1. 引用自洪嘉君2018年的文章：《科普时间：神经递质有意思》https://zhuanlan.zhihu.com/p/35013798
2. 顺便吹个牛，这个实验是在我的母校——伦敦大学学院——完成的。读大学的时候，我还在那个房间里做过经典的乌贼神经动作电位实验。嘿嘿嘿。

经典之所以是经典，就在于它能够经受住时间的考验。在接下来的一百年里，各方大神在寻找神经递质的时候，都遵循了以下三个条件：

（1）条件一：神经递质必须是在突触前膜[1]中合成的，并在前膜中集中保存在一个个小袋子[2]里。

（2）条件二：当神经细胞受到刺激后，神经递质会从突触前膜释放到突触间隙里。

（3）条件三：在神经递质被突触前膜释放后，能够作用于突触后膜[3]，并引起突触后膜的变化。而且，在发挥作用后，作用会自动并迅速地终止（而不是赖在那儿不走）。

【敲黑板】

有些教科书将这三个条件做了进一步的细分。条件一可以细分为"合成"和"存储"两个条件，条件三可以分为"作用"和"终止"两个条件。

一切关于神经递质的故事从此开始。过去的一百年，当化学家在不断找寻新元素的时候，神经科学家就在大脑里不断找寻神经递质。

---

1. 突触前膜是指突触间隙前面的那个神经细胞的末端，它释放神经递质。见33页。
2. 老是说小袋子，其实它的正式名字是囊泡，英文是vesicle。
3. 突触后膜是指突触间隙后面的那个接收神经递质的神经细胞部位。见33页。

现在已知的神经递质至少有三十种，最有名、研究最多的是这七种：多巴胺、血清素、去甲肾上腺素、乙酰胆碱、谷氨酸、GABA和内啡肽。在接下来的七个章节中，我将会一一讲述这七种神经递质的故事。

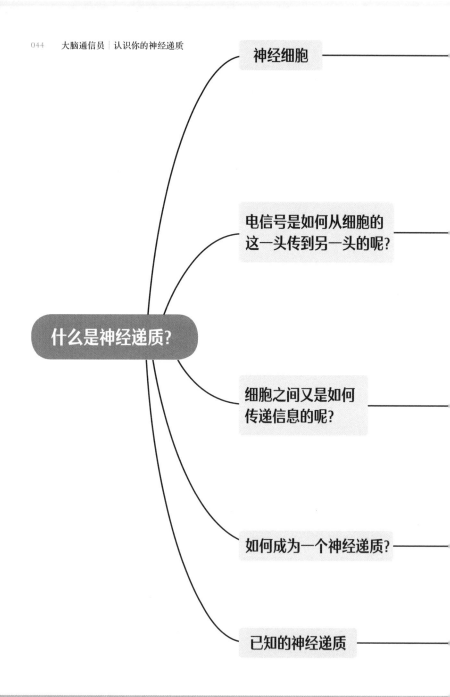

神经细胞

电信号是如何从细胞的
这一头传到另一头的呢?

什么是神经递质?

细胞之间又是如何
传递信息的呢?

如何成为一个神经递质?

已知的神经递质

- 常被称为"神经元"。
- 成年人大脑大约有八百亿个神经细胞。
- 每个神经细胞又与另外七千个神经细胞"手牵手",进而形成神经网络。

- 简单的答案是:动作电位。
- 一般情况下,神经细胞内带负电,与外界形成一个电压差,叫作膜电位。
- 细胞膜上布满了叫作"受体"的锁,锁一被打开,就可能会在细胞膜上形成通道,电离子内外互通,使得细胞的膜电位发生变化。
- 有些锁会让膜电位变得更负(抑制的功能,抑制性受体),有些锁则会让膜电位变得更正(激活的功能,兴奋性受体)。
- 如果膜电位变正,到达 -55 毫伏的临界点,就会产生连锁反应,让更多的正离子进入细胞内,以此产生一个动作电位。
- 动作电位会像电流一样沿着细胞传递,速度非常快。

- 简单的答案是:神经递质。
- 细胞与细胞之间的缝隙叫作突触间隙。
- 突触间隙之前的神经细胞(突触前膜)会释放出神经递质,神经递质自由地漂浮在突触间隙之间,触碰到突触后膜上的受体。

- 合成和存储:它必须在突触前膜中合成,并在前膜中保存。
- 传送:当神经细胞受到刺激后,神经递质会从突触前膜释放到突触间隙里。
- 作用和终止:在神经递质被突触前膜释放后,能够作用于突触后膜,并引起突触后膜的变化。而且,在发挥作用后,作用会自动并迅速地终止。

- 现在已知的至少有三十种。
- 本书中会讲述(我个人觉得最有趣的)七种神经递质。

03

多巴胺

多巴胺主要有三个功能：

运动控制、行为选择和强化学习。

你可能有点蒙，

怎么感觉它们三个风马牛不相及呢？

多巴胺
DOPAMINE
个人简历

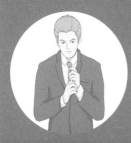

ABOUT ME

最有名的神经递质非我莫属。

很多人以为我就是快乐物质。这个误解导致很多不明真相的人以为，直接往大脑里注射多巴胺，就能快乐。这其实是似是而非导致的误解。

如果你明白多巴胺到底是怎么运作的，就不会有这样的误解。

英文名为 dopamine，科学家们一般缩写为 DA。

籍贯

大脑里有两个主要的多巴胺生产基地，两个都位于基底核（basal ganglia）。

— 黑质（substantia nigra）

— 腹侧被盖区（ventral tegmental area）

常居地

不同的生产基地生产的多巴胺，会被输送到大脑的不同的区域工作。

— 黑质 前往 纹状体（striatum）

— 腹侧被盖区 前往 前额皮层（prefrontal cortex）

弱点

— 上瘾

— 精神分裂

— 帕金森病

技能

运动控制　████

行为选择　███

强化学习　███

一点科学史

● 1957 年首次被凯瑟琳·蒙塔古（Kathleen Montagu）在人类大脑中识别。

● 1958 年其功能首次被瑞典药理学家阿尔维德·卡尔森（Arvid Carlsson）和尼尔斯-奥克·希拉普（Nils-Ake Hillarp）发现。卡尔森因此在 2000 年获得诺贝尔生理学或医学奖。

● 2017 年"多巴胺是奖励预测误差"理论已经成为共识。沃尔弗拉姆·舒尔茨（Wolfram Schultz）、彼得·达扬（Peter Dayan）和雷·多兰（Ray Dolan）三人因此获得欧洲大脑科学奖。

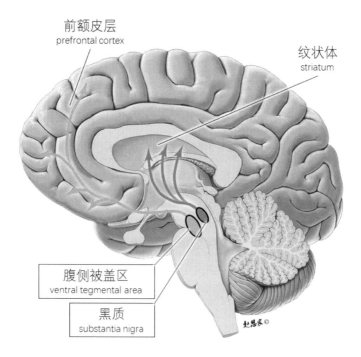

前额皮层
prefrontal cortex

纹状体
striatum

腹侧被盖区
ventral tegmental area

黑质
substantia nigra

多巴胺在人类大脑中的分布图。黑框里的标记为产地，箭柄为通路方向，箭头则为常居地。多巴胺在大脑里有两个主要的产地，它们相对应的通路已用不同的绿色标识出来了。（图片版权©赵思家）

多巴胺的三大功能

多巴胺主要有三个功能：运动控制、行为选择和强化学习。你可能有点蒙，怎么感觉它们三个风马牛不相及呢？

我刚学的时候也觉得莫名其妙。我琢磨了很久该怎么捋多巴胺的功能，改了又改，最后我决定按图索骥——从多巴胺在大脑里的实际分布开始讲。

多巴胺从何而来？大脑里的绝大多数多巴胺产于一个叫基底核的中脑区域。

其中，又有两大产地：黑质和腹侧被盖区。它们俩挨得特别近，但我们一定要将它们分开讲，因为产地决定了多巴胺的最终去处，也在很大程度上决定了它们的功能。

咱们换一种方式来解释，把多巴胺当作背井离乡的打工仔。这群打工仔主要来自一个省份，叫作基底核。细分一下，多巴胺的籍贯是这个省份下面两个紧挨的城市，一个叫作黑质，另一个叫作腹侧被盖区。

因为一些未知原因，来自黑质的多巴胺走不远，出城后全体都去同省的另一个城市，叫纹状体。去得多了，就形成了通路，这个通路被称为"黑质纹状体通路（nigrostriatal pathway）"。这群多巴胺主要负责自主运动的调节和控制，比如维持一个姿势或执行一个动作。

但黑质这个城市啊，有个问题，因为一些未知原因，城里的建筑物（也就是负责生产多巴胺的神经细胞）特别容易一片一片地受损甚至彻底坍塌（也就是细胞死亡）。这些细胞一死，人就会出现无法控制自主运动的现象，比如手抖、走不了路，严重的就会出现帕金森病。

从另一个城市——腹侧被盖区——出来的多巴胺，就走得比较远，都要出省了。绝大多数会走得特别远，去前额皮层（prefrontal cortex），途经前扣带回（anterior cingulate cortex）和眼窝前额皮质（orbitofrontal cortex），这形成了"中脑皮层通路（mesocortical pathway）"。走这个路子的多巴胺主要和做决策有关。

决策（decision-making）是个覆盖面很广、内容复杂的认知功能。从某个角度来讲，人的一生，做决策比

【敲黑板】

　　帕金森病是一种通常在老年人群体中出现的疾病，其最明显的症状是失去对动作的控制能力，比如身体僵硬、动作迟缓，或是四肢在不动的时候出现不由自主的颤抖等等。现阶段帕金森病是不可治愈的，但可以减缓病情。现在最常见的帕金森病治疗方法就是摄入左旋多巴（L-dopa）。左旋多巴是多巴胺的一个前体。那为什么不直接摄入多巴胺呢？因为多巴胺不能经过血脑屏障，无论是口服还是直接打入血液，都没办法进入大脑，但左旋多巴可以。左旋多巴必须长期使用，而且还有很多副作用，更要命的是，它治标不治本。等大脑里负责生产多巴胺的神经细胞大片死亡，那注入再多的左旋多巴都没用了。而患有帕金森病的大脑最明显的标志，就是黑质里的神经细胞大片死亡，导致黑质纹状体通路里的多巴胺水平降低。

努力更重要。这里说的决策，主要是指行动选择（action selection），也就是"下一步做什么"。在某个环境下，人或动物可以采取多种行动（比如往左走或往右走），而基底核里的神经细胞活动决定了到底采取哪一种行动。更具体一点，在做决定前，所有的行动都被基底核抑制着（控制着自己不去做），而当基底核对一个行为的抑制减少时，这个行为就会自动启动。这个行为如何实施，不关基底核的事，但基底核控制了所有行为的启动开关。换言之，基底核是行动的发起者，但不是实施者。多巴胺在整个行动发起的过程中，至少[1]起到了两个关键作用：

（1）多巴胺设定了门槛[2]的高低。大脑中的多巴胺水平越高，发起行动所需要的动力就越低。往往多巴胺水平越高，人的冲动性行为就越多；多巴胺水平越低，人就显得越麻木，反应就越慢。以吸毒这个行为为例，多巴胺水平越高，"摄入毒品"这一举动所需要的动力门槛就越低，大脑就更难抑制住吸毒行为。前面我们还提到过另一个与多巴胺有关的疾病——帕金森病。帕金森病患者大脑中多巴胺水平偏低，这就导致了患者表现麻木、行动僵硬。但有个有趣的现象值得注意：有一种行为反应，帕金森病患者和常人一样，那就是面对危险时下意识做出的"战斗或逃跑反应（fight or flight responses）"（这可能因为战斗或逃跑反应是由去甲肾上腺素，而不是多巴胺控制的）。但如果通过药物提高帕金森病患者大脑中的多巴胺水平，就会使得帕金森病患者在面对危险的时候会做出过激的反应。这些都和"多巴胺控制着行为选择的门槛高低"这一点密切相关。

如果我们能完全了解大脑的正常运转机制，当大脑出问

---

1. 可能还有其他的功能没有被发现。
2. 学术上把这门槛叫作阈值或是临界值。

题的时候，一切问题都不会是问题。

（2）多巴胺还给行动选择带来了"学习"这个技能。比如说，如果基底核发起了一个行动A，并且行动之后多巴胺水平升高了，中脑皮层通路就会做出相应改变，使得下一次遇到类似的环境或场景时，更倾向于选择行动A。

还有一小部分从腹侧被盖区出来的多巴胺，出来之后，没走多远，到了伏隔核（nucleus accumbens），而这条通路叫作"中脑边缘通路（mesolimbic pathway）"。这条通路特别有名，也叫作"奖励通路（reward pathway）"。在这条通路上，多巴胺水平越高，"想要"的这份欲望就会越强烈。用学术的话来讲，就是它控制了激励显著性（incentive salience）。换句话说，同一个奖励，对不同人，在不同时间、不同环境下，会产生不同的激励显著性。

正因为这条通路负责控制激励显著性，所以这条通路上的多巴胺有个特别重要的任务，就是强化学习（reinforcement learning）。举个例子，你在夜市上乱逛（探索未知环境），试了一家麻辣小龙虾，特别好吃（奖励），吃了还想吃（激励），从此以后，你每晚都去这家店吃麻小（遵从行为）。从探索到遵从，这个养成习惯性行为的过程，就叫强化学习。如果你了解人工智能，这个词你一定不陌生。在机器学习里的强化学习是指"如何基于环境而行动，以取得最大化的利益"。其实这个词就是从神经科学这儿来的，我们这里的强化学习是指人为了达到某种目的，在特定环境下采取特定行为，当这种行为带来奖励后，这种行为从此会反复出现，形成习惯，这叫正强化；但如果这种行为带来了惩罚，这种行为就会逐渐减少。这个认知过程对我们来说实在是太重要了，没有这个功能，我们和草履虫有什么区别？而多巴胺主要就负责其中的正强化。

> 【敲黑板】
>
> 惩罚导致行为的减少，而强化导致行为的增加。

多巴胺过多有什么不好？

说到这里，就不能不说上瘾。

如果习惯了错误的行为，就成了瘾。准确地说，瘾是指一种重复性的强迫行为，即使知道这种行为会有不好的影响，也难以停止，就像是产生了一种依赖，而被依赖的"某种东西"可能是物质性的——物质成瘾（substance addiction）——譬如烟、酒、药物，也有可能是非物质性的——行为成瘾（behaviour addiction）——譬如性、网络、游戏、赌博等等。瘾上来的时候，人简直像是变了一个人，心情烦躁，注意力不集中，非常想去把这个小小的但很强烈的愿望给完成了。

以毒品为例，毒品可以间接地增加大脑中多巴胺的释放，其中最容易被影响的就是与腹侧被盖区相关的两个通路。摄入毒品后大脑分泌大量多巴胺，让这两个通路上的区域逐渐适应高水平激活状态。当停止摄入毒品后，这些区域的神经细胞难以适应新的低水平激活状态，人就会出现"想要"的感觉，进而自动生成对毒品的渴求，导致物质成瘾。

除了成瘾，从腹侧被盖区出来的这些多巴胺还和精神分裂症（schizophrenia）有关系。中脑皮层通路被阻断，人会出现精神分裂症的阴性症状，比如在该有情绪的时候没法表达情绪，不愿与人交流接触。中脑边缘通路被阻断，人就会产生精神分裂症的阳性症状，比如幻觉和妄想。注意，幻觉和妄想是有区别的，看到我家堆了一个亿的现金是幻觉，坚信我自己是亿万富翁那就是妄想。虽然多巴胺和精神分裂的具体关系还不太清楚，但直到目前为止，学术界所有涉及精神分裂症形成的理论和假设都和多巴胺有关。

知识充电站

专业词汇英语错了，中文翻译才正确。

基底核的英文名是"basal ganglia"。如果你对神经解剖学有一些了解的话，就会发现这个翻译不对劲。ganglia（单数为ganglion）的中文翻译是神经"节"，指的是周围神经系统的神经核团（神经核团是神经细胞的胞体的聚集，英文为a cluster of neurons）。而"核（nucleus）"指的是中枢神经系统的神经核团。那为什么不叫基底节，而叫基底核呢？原因出在英文上，它本身就是错的。基底核属于中枢神经系统，而不是周围神经系统，所以它本应该叫basal nucleus，而不是basal ganglia。这个错误的英语名字现在已经成为习惯用法，但在翻译成中文的时候被纠正了。这种"英文错了，中文翻译反而是对的"的例子实在少见。

巧克力是怎么和爱情扯上关系的？

除了"多巴胺=快乐"这个误解，另一个常在科普文中看到的说法是："无论是一见钟情还是日久生情，爱情=苯乙胺+多巴胺。"

很有趣的是，如果一句话我完全看不懂，我就会觉得它很没有说服力，甚至还会产生一种逆反感："啧啧，科学家是不会说人话吗？"要是一句话我全都懂，我又会觉得"这谁不知道，你们这些科学家就是没事闲的"。最微妙的就是这种，一句话里大多数词我都认识，其中大半的内容我有可以多唠几句的切身体验（比如爱情），一小部分特有格调而且我还认识的词（比如多巴胺），再加上一个我不认识但一看就牛的词（比如苯乙胺），这样的一句话就莫名其妙地特有说服力，而且特别有格调。·

你看到"苯乙胺"可能摸不着头脑，但如果说"安非他命（amphetamine）"你可能就觉得耳熟了。安非他命和苯乙胺是同系物，它们俩的结构非常类似。安非他命是一种用来治疗注意缺陷多动障碍（attention deficit hyperactivity disorder，简称ADHD，俗称多动症）的药物，长期过量使用会导致上瘾，但还是有人会在没有疾病的状态下使用它，因为它有非医疗用途的助兴作用，换句话说，它可以被当作春药使用。安非他命容易导致上瘾，而且有明显的健康危害，用于非医疗用途是违法的。

苯乙胺是种很有意思的神经递质，和多巴胺强相关。它的溶液闻起来有股鱼腥味。它有类似摇头丸的作用，会令人兴奋、产生幻觉、食欲降低。20世纪80年代，曾有种叫作"爱情的巧克力"的理论。因为巧克力里含有苯乙胺，所以很多人认为吃巧克力就会让人感受到爱情。但其实这个理论站不住脚，因为巧克力里的苯乙胺被吃下肚后很快就被消化，变成其他物质了，无法进入大脑产生"爱"这样强烈的情感。对于这点，巧克力厂家并不在意，也大概就是从那时开始，巧克力总和爱情挂上关系。

"爱情=苯乙胺+多巴胺"这个说法衍生出极多很有噱头的误解，比如"只要大脑产生足够多的这两种激素，就会产生爱情"，而"爱情的消失，也只是因为这些化学物质的消失"。

确实有神经科学研究观察到热恋中的人的大脑多巴胺水平比常人要更高[1]。但这不能过度解读成"多巴胺开始降低，热恋期就过了"吧。亲啊，渣就渣，不要拿多巴胺当借口好吗？我们多巴胺可不背锅。

类似的，我在网上还看过一句话："对同一个异性，多巴胺这样让人像吸毒一样快乐的情欲激素只可以持续分泌几个月到四年不等。"先不说多巴胺怎么跟情欲扯上关系了，就说若大脑的多巴胺只能分泌四年，那你一定要不断热恋，坚持不懈，否则变成"单身狗"的那天就是你得帕金森病的日子。

渣渣复渣渣，多巴胺不背锅。

---

1. Aron, A., et al.(2005). Reward, motivation, and emotion systems associated with early-stage intense romantic love, Journal of Neurophysiology,94(1),327–337.

多巴胺不是真正的快乐

乍一看，多巴胺三大通路所带来的功能——运动控制、行为选择和强化学习——似乎风马牛不相及，但其实这三种功能，都能汇到一个点上，那就是奖励。它们相辅相成，让奖励系统实实在在地运行起来。

为什么这么说呢？让我们回头看看奖励到底是什么。奖励是一种事物的特性。这个特性有三个关键的组成部分。

（1）愉悦感：奖励能够带来愉悦感。

（2）为得到满足而行动：奖励能够产生趋向性行为并带来满足感。

（3）学习：进而导致强化学习。

后面两个特点特别好理解，其实就是对应前文提到的"行为选择"和"强化学习"这两个功能。

但奖励的第一个特性就比较绕，很容易被误解。说"多巴胺就是快乐的本质"的人，其实就是对奖励和愉悦感的关系产生了误解。

"愉悦感"为奖励提供了一种定义，让奖励能够使人产生渴望进而采取行动。但奖励不等同于愉悦感，更不等同于快乐。

虽然两者常常被混为一谈，但其实"渴望"和"喜欢"是两码事。毒品上瘾就是最好的例子，瘾君子渴望毒品，但他们并不会喜欢毒品。而且随着吸食毒品次数的增加，它所带来的愉悦感会越来越少。

多巴胺本身其实不直接产生主观的愉悦感，它可能参与了愉悦感产生的过程。比如说2019年1月，西班牙巴塞罗那大学的科学家就发现[1]，要是大脑中多巴胺的水平低，听音乐时产生的愉悦感就会变低，这说明多巴胺对产生与音乐相关的愉悦感是必不可少的——但这不是多巴胺的主要作用，愉悦感不是完全由多巴胺产生的。

写到这儿，我一直单曲循环一位女歌手唱的《你不是真正的快乐》。不由得感叹，她真是唱出了多巴胺的心声啊，真硬核。

如果非要给多巴胺安一个角色，不如说多巴胺是

1. Ferreri, L., Mas-Herrero, E., Zatorre, R.J., Ripollés, P., Gomez-Andres, A., Alicart, H., Olivé, G., Marco-Pallarés, J., Antonijoan, R.M., Valle, M., Riba, J., Rodriguez-Fornells, A. (2019). Dopamine modulates the reward experiences elicited by music. Proceedings of the National Academy of Sciences of the United States of America,116(9),3793-3798.

"励志"。

　　说起来，发现多巴胺的过程就挺励志的。回顾现代神经科学的历史，如果说大脑是一场舞台剧，神经科学家是编剧，神经递质们各自有各自的角色，那多巴胺最开始就是个给男主角去甲肾上腺素当"炮灰"的小弟。这怎么说呢？在很长一段时间里，科学家一直以为，多巴胺仅是去甲肾上腺素的一个前体。去甲肾上腺素是另一种重要的神经递质，后面我们会细谈。前体就是指半成品，换言之，多巴胺只是一个半成品，完成品是去甲肾上腺素。谁又能想到一个半成品这么厉害呢？

　　1958年，瑞典药理学家阿尔维德·卡尔森在兔子身上做与去甲肾上腺素相关的研究时，意外发现多巴胺有控制动作的作用。如果缺少多巴胺，兔子会出现类似人类的帕金森病患者的症状。这说明多巴胺不仅是前体，其本身也是一种负责大脑某些重要功能的神经递质。很快，他们实验室又开发出了一种测量大脑中多巴胺含量的办法，以此做出了多巴胺在大脑中的分布图。卡尔森因此在2000年获得了诺贝尔奖。

多巴胺究竟是什么？

　　说多巴胺是奖励，其实还是不准确的。

因为多巴胺不是奖励的绝对值，而是奖励预测误差（reward prediction error）[1]。

简单来讲，你第一次主动帮助妈妈做了家务事，妈妈奖励你一颗巧克力。你本来没期待会收到巧克力的（即预测中会得到巧克力的可能性为0），所以巧克力的出现是一个意外之喜（即预测误差）。当你收到巧克力的那一刻，这个奖励预测误差就会引起多巴胺短暂但强烈的释放。

有意思的是，等你学习到"做家务事"和"得到巧克力"两者的必然联系后，下次多巴胺释放的时间点，就会提前到"做家务事"的时刻。

这就是为什么在多巴胺的奖励机制中，不得不提的就是"预测"这一环节。这是一个非常重要的发现，这才真正地触碰到了"多巴胺究竟是什么"这个问题的答案。

因为这一发现，2017年，沃尔弗拉姆·舒尔茨、彼得·达扬和雷·多兰三人得到了大脑科学奖（The Brain Prize）。剑桥大学的舒尔茨首先发现了多巴胺和预测之间的这一联系，按他的原话说，"这是一个让我们想要买一辆

---

1. "预测误差"是prediction error的常见翻译。但我个人认为，"预估错误"这个翻译会更容易理解。

知识充电站

为什么之前讲的不算是触碰到了真正的答案呢，难道知道多巴胺和奖励有关不是一份答案吗？倒不是这个意思。只是知道两者有关，并不足以让我们建出一个大脑来。虽然，建出人造大脑并不是我们的最终目标，但如果我们能造，也就说明我们已经完完全全搞明白大脑里发生了什么。

更大的车或一栋更大的房屋，或是在工作中得到提拔的生物学过程"。达扬进一步推动了舒尔茨的工作，提出了上面说的"奖励预测误差"这一概念，并从数学上提供了模型，进一步解释了多巴胺是如何驱动我们并更新目标的。而多兰则又进一步研究了多巴胺是如何帮助我们学习，又是如何调控"期待"的。

我觉得这一知识点对我们自己的日常生活也很有启发性。

最近两年，我越来越觉得没动力去驱动自己。我做了很多努力，似乎也有些成果，却感受不到被奖励。我向朋友吐露这一困扰时，他们都笑我，我拥有的哪个不是高价值的奖赏，还求什么？

但我们这帮研究神经科学的人都忘了一个非常简单的道理，满足感并非来自奖赏的绝对值，而在于被奖励的意外感。

100分（给你1亿元）不一定就比1分（给你100万元）的事件更让你感到满足，因为如果你本来的奖励基线是100分（比如你做出了很多努力，很确认这事能带来1亿元的收益），那实际收获为100分，你并不会感到意外，也不会有奖励感（不能说完全没有，但不强）；但如果你原本的基线是0分，即使收获1分，也是有实实在在的1分奖励的。当然，如果你本来期待1亿越南盾[1]，结果得了100万元人民币，这肯定是个很强的奖励。

姑且可以把多巴胺想成奖励的意外性。

100分的奖励不一定就好于1分的奖励，因为如果你的期待是100分，最后得到的是100分，那真正能感受到的奖励为0分。

当然，这个道理谁都明白。

---

1. 1亿越南盾=28171.267元人民币。

但对于这个知识点，还有另一种理解：那最好不要努力，这样就不会有期待，让期待的奖励值恒定为0分，那任何奖励都会带来愉悦感。

（哎，这个样子有点像抑郁状态呢！什么都不想做，对什么都没有期待，说不定这也可以算是解释"为什么人会抑郁"的一个歪理？）

但如果这样认为，那就是对人的奖励系统没搞明白。奖励作用有一个必要条件，那就是行为参与（behavioural engagement），用产品经理的话说，就是衡量网站用户的活跃度的分析指标——参与度。

原本为0分的期待值，如果完全随机地等待天降奖励，奖励的不确定性会一定程度地提高，这种不确定性会将基线提高，比如把0分变成0.5分。不仅如此，人会对小概率事件产生"它很常见"的错觉，这就更导致基线不成比例地提高，比如变成0.6分。

这时，你的奖励基线从0分变成了0.6分，但出现的1分奖励还是完全随机的，这时你能得到的奖励预测误差会随着得到的更多奖励而逐渐归零。类似警报疲劳（alarm fatigue）[1]——相当于"狼来了"的故事——我觉得可以把这种回归现象称为

1.指暴露在大量、频繁的警报之中，人会产生的去敏感化现象。

奖励疲劳（reward fatigue）。

　　也就是说，即使你是宇宙第一"锦鲤女孩"，也会慢慢感觉不到奖励。你可能会令别人羡慕，但自己有没有体验到满足感，那是另一个问题了。

　　那如何能够确保一直有更多的奖励预测误差呢？很简单，只有不断地做出努力去寻找奖励，让奖励从偶然事件变成必然事件。期望（expectation）会在不断成功之后有所提高，但通过努力（effort）可以让奖励事件发生的概率提高并高于期望。如果你不愿意努力，那就要调整期望值。常言道，知足者常乐。

　　这就解释了为什么多巴胺和奖励之间的准确联系，能更进一步解释大脑是如何通过一个这么简单的化学物质驱动我们去达到各种各样的成就的。

扩展阅读

1."多巴胺是奖励预测误差"这一概念的奠基性论文，截至2019年9月22日已经被引用了7440次。Schultz，W.，Dayan，P.，& Montague，P. R. (1997). A neural substrate of prediction and reward. Science, 275(5306), 1593–1599.

2.知友Mon1st在知乎专栏上发过一篇非常好的文章，若是你对多巴胺的计算神经科学的机制感兴趣，可以去看看：《唱唱反调：多巴胺=快乐？没那么简单！》https://zhuanlan.zhihu.com/p/21803490

3.知友大哉问也曾发过一篇相关的专栏，很全面，知识很硬核：《多巴胺奖赏预测误差》https://zhuanlan.zhihu.com/p/24643394

- 或是对意外之喜的反应。
- 多巴胺的多少不等于奖励的绝对值，而与奖励的意外性成正相关。

多巴胺是奖励预测误差

- "愉悦感"为奖励提供了一种定义，让奖励能够使人产生渴望进而采取行动。
- 但奖励不等同于愉悦感，更不等同于快乐。

多巴胺不是快乐，也不等于爱情

- 瘾：一种重复性的强迫行为，即使知道这种行为会有不好的影响，也难以停止。
- 与"行为选择"和"强化学习"有关。
- 分为物质成瘾和行为成瘾。
- 毒品可以间接地增加大脑中多巴胺的释放，让大脑逐渐适应高水平激活状态。当停止摄入毒品时，神经细胞难以适应新的低水平激活状态，导致人出现对毒品的强烈渴求。
- "渴望"和"喜欢"是两码事。毒品上瘾就是最好的例子，瘾君子渴望毒品，但他们并不会喜欢毒品。而且随着吸食毒品次数的增加，它所带来的愉悦感会越来越少。

上瘾

- 当中脑皮层通路被阻断，人会出现精神分裂症的阴性症状（无法表达情绪）。
- 当中脑边缘通路阻断，人就会产生精神分裂症的阳性症状（幻觉和妄想）。
- 注意幻觉和妄想的区别。

精神分裂症

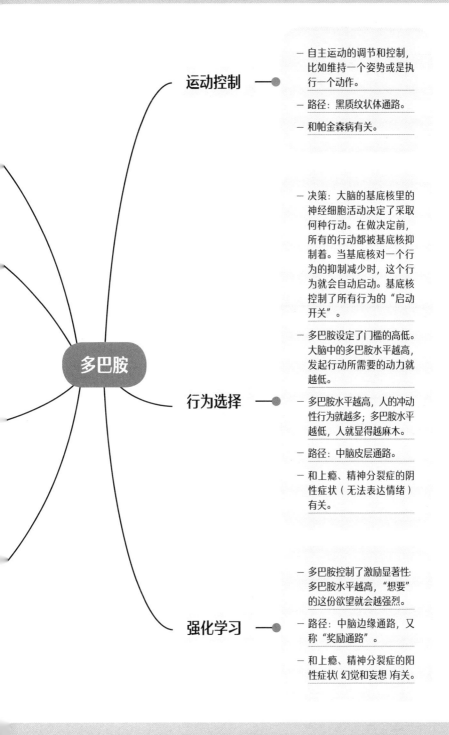

运动控制

– 自主运动的调节和控制，比如维持一个姿势或是执行一个动作。

– 路径：黑质纹状体通路。

– 和帕金森病有关。

多巴胺

行为选择

– 决策：大脑的基底核里的神经细胞活动决定了采取何种行动。在做决定前，所有的行动都被基底核抑制着。当基底核对一个行为的抑制减少时，这个行为就会自动启动。基底核控制了所有行为的"启动开关"。

– 多巴胺设定了门槛的高低。大脑中的多巴胺水平越高，发起行动所需要的动力就越低。

– 多巴胺水平越高，人的冲动性行为就越多；多巴胺水平越低，人就显得越麻木。

– 路径：中脑皮层通路。

– 和上瘾、精神分裂症的阴性症状（无法表达情绪）有关。

强化学习

– 多巴胺控制了激励显著性：多巴胺水平越高，"想要"的这份欲望就会越强烈。

– 路径：中脑边缘通路，又称"奖励通路"。

– 和上瘾、精神分裂症的阳性症状（幻觉和妄想）有关。

04

血清素

血清素就是"调节心情"的关键。

虽然血清素不生产快乐感本身，

但它控制了能不能感受到快乐的那个闸门。

血清素

SEROTONIN

个人简历

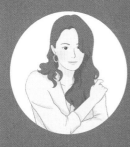

ABOUT ME

虽然我远不如多巴胺有名，但要说谁是"快乐物质"，可能我才更名副其实。

市面上最主要的抗抑郁药就是为我量身定做的。

英文名为serotonin。按照化学的规则书写为5-hydroxytryptamine，所以又有中文翻译为"5-羟色胺"。但本书统一使用"血清素"这个翻译。

籍贯

脑干的中缝核（raphe nuclei）

常居地

大脑里到处都是，甚至小脑里都有，主要集中在基底核和前额。

其实，身体里超过90%的血清素在肠道里，但在肠道里的和在大脑里的血清素属于两个独立的系统。这里主要讲大脑里的血清素。

弱点

— 抑郁
— 失眠

技能

调节心情　▬▬▬▬▬
控制睡意　▬▬▬
控制食欲　▬▬

一点科学史

● 1935年维托里奥·埃斯帕默（Vittorio Erspamer）从一些负责肠道运动的细胞中提取出了血清素，但当时他并不知道血清素是什么。

● 1948年刚从加利福尼亚理工学院毕业的化学博士莫里斯·拉波特（Maurice Rapport）从血清中提取出了血清素，发现了其结构并将其命名为serotonin。

● 1953年莫里斯的师妹贝蒂·托洛格（Betty Twarog）在大脑中发现血清素。

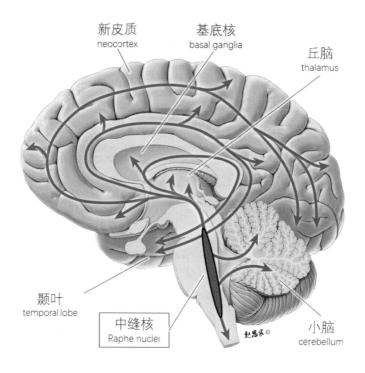

新皮质
neocortex

基底核
basal ganglia

丘脑
thalamus

颞叶
temporal lobe

中缝核
Raphe nuclei

小脑
cerebellum

血清素在人类大脑中的分布图。黑框里的标记为产地，箭柄为通路方向，箭头则为常居地。（图片版权©赵思家）

解忧杂货铺

相比多巴胺，血清素可能就没那么有名了。但非要说谁是"快乐物质"，血清素似乎要更适合这个角色一些。

话又说回来，为什么大家对"快乐物质"这个话题感兴趣呢？可能是因为我们大家都想快乐。但私认为，绝大多数人并非在寻求无中生有的那种快乐感，而是想从日常消极的情绪中挣脱出来，希望自己离开不快乐的状态。换言之，就是对自己的情绪有自主权。

血清素就是"调节心情"的关键。虽然血清素不生产快乐感本身，但它控制了能不能感受到快乐的那个闸门。

市面上最常见的抗抑郁药，大多是作用于血清素的，目标都是维持和提高大脑中的血清素含量。达到这个目标的方法有很多，所以市面上才会有这么多不同种类的抗抑郁药。

有些药物能够阻止血清素的分解，这样即使产量维持不变，但它分解得慢，大脑里就会一直蓄着血清素。

最常见的一种抗抑郁药叫作选择性血清素再摄取抑制剂（selective serotonin reuptake inhibitor，简称SSRI）。从名字就能看出，这种药会选择性地阻止血清素被细胞再次摄取。换言之，它不是通过阻止血清素分解来达到效果，而是直接作用于负责回收血清素的神经细胞部件上，让神经细胞不要回收血清素，让它在外面待久一些，让它加班。这使得血清素能够留在突触中更长时间，延长血清素的作用，提高它的效率。简言之，这种药会让大脑中的血清素一直保持在一个比较高的状态，从20世纪80年代以后就被用来治疗重度抑郁症和强迫症。盐酸氟西汀、帕罗西汀、艾司西酞普兰这些常见抗抑郁药物都属于SSRI。

还有一种现在少见一点的，叫作三环类抗抑郁药，其中一种叫作阿米替林，它对重度抑郁症、焦虑症、多动症、双相情感障碍都有治疗作用。这种药的副作用就是嗜睡。

既然血清素含量升高，就能抗抑郁，那是不是血清素就是那个制造快乐的化学物质呢？

并不是。事实上，现在还没人准确知道高浓度的血清素到底在大脑里做什么。这么说确实非常令人沮丧，但当下的

| 知识充电站

选择性血清素再摄取抑制剂是如何工作的呢?

你可以把血清素想象成一片片切片面包,而突触后膜的表皮上布满了空着的烤面包机(受体)。如果你不记得什么是"突触后膜""受体"的话,务必翻回第二章(33页)温习一下。

血清素就在神经细胞外面到处飘着。这些面包机其实就是个比较自动化的开关,它们只要一碰到血清素,就会自动把血清素放进凹槽里,然后自动启动神经细胞里的其他活动。一般来说,血清素在被这些面包机碰过后,就会被神经细胞回收。即使一直没有碰上面包机,血清素在神经细胞外面飘,一会儿也会被分解。

在这个流程中,只要有一个步骤出了问题,血清素可能就起不了作用。相反,为了让更多的血清素起作用,整个流程中有很多地方我们可以做手脚。比如,有时候血清素的含量不足以刺激受体做出反应,那我们可以通过提高血清素在大脑里的含量来让反应更强烈。再比如,除了让大脑多多生产血清素,我们还可以让血清素分解得慢一些。或是双管齐下,让血清素的反应更猛烈一些。这些就是选择性血清素再摄取抑制剂的药理机制。

情况就是如此。我们已经研究它这么多年，这么多人吃着以它为靶点的抗抑郁药物，却并不知道血清素到底是如何让人不抑郁的，只知道它确实和抑郁症状有因果关系。

如果只是因为血清素的含量不足以产生快乐的状态，那就太好解决了。上面提到的抗抑郁药，在提高血清素这个问题上，是一吃就能见效的，但并不能实际根治抑郁症。而且，要真的在认知层面起到一些抗抑郁的效果，往往需要连续吃好几周，与此同时伴随各种各样的副作用。所以现在针对抑郁症并没有大家想象中那样的灵丹妙药，说到底，这种情况其实和我们并没有搞清楚大脑的基本机制有关。

真是太难了。

话又说回来，也有可能是我们看问题的方式有问题。

我们——无论是科学家、药物研发人员、科学传播者，还是大众——可以给任何一种简单的化学物质总结出很多重要的使命。比如说，上一章已经提到，多巴胺和奖赏密不可分，多巴胺激励我们努力学习。而这里说到的血清素，它对解忧确实有很重要的作用，而且应该有因果关系。但有这一层因果关系，并不代表我们就知道它是怎么工作的。

说不定，压根就没有一种化学物质能够"生产"快乐。很多化学物质都参与了这个过程，但都不是那个源头。

路上捡了100块钱你会挺开心的，但并不是这张粉色

的纸本身让你开心。100块钱是有价值的，但那张纸本身没
有。可能我们研究的这些激素，它们与快乐的关系，就像
是纸与钱的关系：它们让快乐和钱存在，但它们本身并非
关键。

睡意正浓

前面提到的抗抑郁药物阿米替林其实也是一种安眠药。
因为有实验表明，低血清素还和缺乏睡意有着一定程度上的
正相关关系。这也是为什么抑郁症患者往往也有睡眠问题。

话虽这么说，但血清素和睡意的关系并没有这么简单。
虽然这一假设一直存在，但并不是所有的实验结果都支持这
一假设：有些人发现血清素含量越高，睡意越浓；但还有些
人发现，负责生产血清素的神经细胞只有在动物醒着的时候
才最活跃。后者令人困惑，如果血清素真的和睡意有关，为
什么反而在醒着的时候最活跃呢？

2019年6月，加利福尼亚理工学院的神经科学家蒲大
卫（David Prober）和薇薇安娜·格拉迪纳鲁（Viviana
Gradinaru）在神经科学顶级期刊《神经元》（Neuron）上

为这个看似矛盾的问题提供了一份很漂亮的答案[1]。

他们把关注点放在了中缝核（rapheal nuclei）这个脑干区域。"raphe"在拉丁语里是"接缝"的意思，叫它中缝核是因为它恰好位于脑干背后正中央的接缝处。中缝核是大脑中唯一的血清素产地，换言之，大脑里所有血清素的籍贯都是中缝核。牵一发而动全身，只要能观察到中缝核中神经细胞的活动，就等于观察到了血清素的生产状况。

中缝核是一个非常古老的脑区，说它古老是指，连鱼——这种说是我们的远方亲戚都太牵强的生物——都有中缝核。这个研究就先拿斑马鱼（zebrafish，见下页）来做实验。这种鱼特别适合用来研究睡眠，因为它和人一样，都是晚上睡觉。

研究人员做的第一步，就是修改了斑马鱼的基因，让它的中缝核不能再生产血清素。结果，这些基因被修改过的鱼每天的睡眠时间只有普通鱼的一半长。如果直接把中缝核给去掉，结果也是一样。这说明中缝核生产的血清素对保证正常的睡眠时长是必要条件。

---

1. Oikonomou,G., Altermatt,M., Zhang,R., Coughlin,G.M., Montz,C., Gradinaru,V., Prober,D.,A. (2019).The Serotonergic Raphe Promote Sleep in Zebrafish and Mice. Neuron, 103(4),686-701.

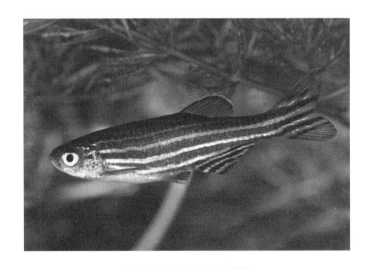

斑马鱼（图片来源：isoft）

接着，他们又用另一种方式修改了斑马鱼的基因，这次是在中缝核里装了个光控开关，类似小区楼道里的声控开关，后者是喊一声就启动，而前者是给鱼照一缕光，它的中缝核就会被激活。结果显示，一照光，鱼就睡了。为了确保这确实和血清素有关，他们还做了个加强版实验，就是对斑马鱼进行双重基因修改，在中缝核里装光控开关，同时把中缝核生产血清素的能力去掉，结果发现就算照光，鱼也不会睡。这说明血清素是产生睡意的关键！

他们进一步在小鼠和猴子身上做了类似的实验，结果一致。前面不是说到业界之前有反对的声音吗，说生产血清素的神经细胞只有在动物醒着的时候才最活跃。确实，这组科学家也在小鼠脑中看到了同样的现象。但这并不表明血清素和睡意没关系。

和斑马鱼有一个不同之处，虽然照光也会让在中缝核中安装了光控开关的小鼠睡着，但这光必须闪在特定节奏上，换言之，一直激活中缝核，小鼠是不会产生睡意的，而要让激活的过程带上节奏感。而这个节奏，恰好和小鼠醒着时中缝核神经细胞的激活节奏一致。

也就是说，醒着的时候，中缝核的神经细胞是激活的，这并不是说血清素和睡意无关。恰恰相反，正是因为血清素管的是睡意的产生，所以它起作用的时间点应该是在睡前而不是睡眠中。

说到这儿，我们从血清素这一块小小的拼图上移开目光，站远一点，来看看大脑是怎么控制睡眠的。

大脑里有两个控制睡眠的系统。一个是昼夜节律（也就是生物钟）：当有光照时，身体会苏醒；当天黑时，身体知道该睡觉了。另一个是睡眠压力：早晨起床后，因为你已经得到了休息，所以会觉得充满干劲；但如果一直没睡，睡眠压力就会随着缺少睡眠的时间而累积，你会变得疲惫和困倦，如果你一晚上没睡，那睡眠压力会特别高，即使外面天亮了，生物钟告诉你该醒了，你还是会觉得特别累。这两者协调一致，才能保证良好的睡眠。

而这篇论文的研究者就认为，血清素可能就是睡眠压力的指标。你醒着的时候，血清素就像是时间沙漏一样，开始逐渐堆起来，堆得越多，睡眠压力越高，你就越想睡觉——无论是白天还是黑夜。当生产血清素的中缝核被关掉，你就不会有睡眠压力，只有生物钟，自然就睡得少了。

知识充电站

血清素不能通过血脑屏障，所以直接吃血清素，并不能提高大脑里的血清素含量，不能够抗焦虑或是安眠。市场上销售的这类营养剂，从效益上看只是安慰剂。

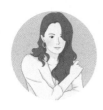

血清素

　　我不仅能调控人的心情，还能让蝗虫从有社交恐惧症的害羞男孩变成社交猛男哟。蝗虫本来是一种很害羞的独居生物。但在注射血清素之后，它们会变成积极寻找其他蝗虫聚集的群居蝗虫。在短暂的三小时之内，改变的不仅是居住习惯，它们还会获得远超平常的社会性，甚至身体也会变形，变成棕黑色，而且更加强壮、飞得更快。和之前那绿色、害羞的样子完全不同，它们完全社会猛男化了。

减肥不成功，你是不是"杜绝碳水化合物"了？

　　"You are what you eat."是一句英语谚语，意思是人如其食，饮食可以反映出一个人的健康状态和生活环境。

　　在我大一时，神经科学的专业课实际上讲不了什么太深奥的内容。当时最主要的教材，叫作《神经科学：探索脑》（*Neuroscience: Exploring the Brain*）。这可能是对神经科学初学者最友好的一本入门级教材了。当时看这本书的时候，我印象最深的知识点就和血清素有关。

　　减肥餐从开始的"低油，高碳水化合物"变成了现在的"高蛋白，低碳水化合物"。低碳水化合物甚至是无碳水化合物，可能确实对减少热量摄入有显著帮助，但从对大脑的影响的角度来讲，不一定是好事。这个关键就在于血清素。

血清素在大脑里的生产速度是几乎完全被一个叫作色氨酸（tryptophan）的东西控制的。这里我用了"完全"这么危险的词，在神经科学里很少见，但确实如此。大脑中的色氨酸越多，血清素就会越多；色氨酸越少，血清素越少。

而色氨酸是一种必需氨基酸，换言之，它是一种人体无法自己合成的物质，必须从食物里取得。我们日常食物中色氨酸含量最高的是猪肉、鸡肉、豆制品和一些海鱼。比如100克三文鱼含有250毫克色氨酸，100克猪里脊或鸡胸肉含有280毫克色氨酸，100克豆腐含有100毫克左右色氨酸。这些都属于高蛋白食物。

如果你只看到这里，可能会得到一个结论：要多吃高蛋白的食物。再结合另一个现象——"高碳水化合物=高热量"，那你可能会得到这么一条结论："高蛋白+无碳水化合物=快乐地减重"。当然，这么粗暴的"吃啥补啥"的调调在现实生活中是行不通的。

事情并没有这么简单。虽然刚吃完高蛋白食物时，血液里的色氨酸含量确实会迅速升高，但接下来好几个小时里，大脑中的血清素含量却会降低。这不是前后矛盾吗，为什么会这样呢？原因很简单，因为饭后身体血液中的色氨酸含量高，不等于大脑里的色氨酸含量高。决定大脑里的色氨酸含量的不仅是身体血液中的色氨酸含量，还有其他氨基酸的含量。从身体进入大脑，氨基酸需要通过血脑屏障。而血脑屏障不是一个你想过就能过的地方，氨基酸会相互竞争，这种竞争导致能进入大脑的色氨酸反而减少了。

▌知识充电站

　　血脑屏障是什么？它是血液和脑组织之间的一道屏障。我们的身体各处都需要血液，血液为细胞带来氧气和养分，而氧气对（我们身体里的）细胞来说是必不可少的。虽然神经细胞也需要氧气，而且需求量最大，但神经细胞是不可直接接触血液的。（中风就是大脑中血管破裂，血液和神经细胞直接接触，导致了神经细胞的损伤和死亡。）所以，虽然大脑里的血管密密麻麻，但血管和神经细胞是不会直接接触的。这个屏障就像是一个非常细的筛子，只让特定的物质，譬如说氧气、二氧化碳、血糖通过。大部分的药物或病菌因体积太大，都是不能通过的。

　　那怎么办呢？那到底要怎么吃才能提高大脑里的血清素含量呢？答案是，在吃高蛋白食物的同时也要吃高碳水化合物食物。胰腺注意到血液中碳水化合物含量高时，会立即生产胰岛素（就是糖尿病患者缺的那个东西）。而胰岛素就能作用在氨基酸上，减少其他氨基酸，而不影响色氨酸，这样"色氨酸∶氨基酸"的比例就变大了，色氨酸自然能够有效地进入大脑，提高血清素的生产量。这可能是为什么当大脑里的色氨酸含量过低时（也就是忧伤时），可能出现"特别想吃高碳水化合物食物"的冲动。（脑洞一下：这会不会也和"失恋后特别想吃东西"有关系呢？）

由此可见，"杜绝碳水化合物"的极端饮食结构可能反而不能减肥，因为完全没有碳水化合物可能会导致色氨酸不被大脑有效吸收，进而导致焦虑、失眠和"特别想吃碳水化合物"的冲动——我把这三个东西叫作"血清素缺乏三件套"。就算短期内"忍辱负重"，体重减下来了，我也不相信这三件套真能让人一直瘦。

这给了我完美的借口吃米饭呢，真香！

知识充电站

作为神经递质，大脑里的血清素的功能非常重要，最近几十年也被翻来覆去地研究。但有意思的是，人体内95%的血清素其实是在身体里生产的，这说明血清素在身体里很有可能有重要且独立的功能，但这种可能一直都被科学家们所忽视，直到近两年才引起注意。

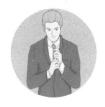

多巴胺

我是奖励预测误差这一概念是由英国计算神经科学家彼得·达扬提出的，他也因此在2017年得到了神经科学领域里的大奖。

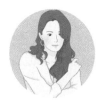

血清素

之后达扬又提出，可能与多巴胺相对，我是惩罚预测误差。要特别说明的是，这里说的"惩罚"并不一定是那种做错事所受到的惩罚，而是泛指"令人不愉悦的刺激或反应"。

扩展阅读

1.Yaakov Liu 写过一篇特别硬核的血清素的科普文章：《五羟色胺的功能是什么》https://zhuanlan.zhihu.com/p/38346602

2.相比多巴胺，我们对血清素的了解其实还很浅。从计算神经科学的角度来看，多巴胺是奖励预测误差，这是彼得·达扬提出的一个概念，他也因此在2017年得到了神经科学领域里的大奖。在此之后，他进一步探索了大脑是如何对"惩罚"做出反应的，而他认为血清素可能和惩罚有关。与多巴胺相对，血清素有可能是惩罚预测误差，工作逻辑可能和多巴胺类似。要特别说明的是，这里说的"惩罚"并不一定是那种做错事所受到的惩罚，而是泛指"令人不愉悦的刺激或反应"。对"血清素是惩罚预测误差"这个理论感兴趣的小伙伴可以参考这篇论文：Cohen, J.Y., Amoroso, M.W., & Uchida, N. (2015). Serotonergic neurons signal reward and punishment on multiple timescales. ELife,4,e06346.

调节心情

控制睡意

血清素

"杜绝碳水化合物"
不合理

惩罚

- 虽然血清素不生产快乐感本身，但它控制了能不能感受到快乐的那个闸门。
- 最常见的一种抗抑郁药（选择性血清素再摄取抑制剂，简称 SSRI）就以维持和提高大脑中的血清素含量为目标。

- 睡眠压力的指标，睡眠压力越高，人越想睡觉。
- 血清素不能通过血脑屏障，所以直接吃血清素，并不能提高大脑里的血清素含量，不能够抗焦虑或是安眠。市场上销售的这类营养剂，从效益上看只是安慰剂。

- 血清素在大脑里的生产速度是被色氨酸控制的。大脑中的色氨酸越多，血清素就会越多；色氨酸越少，血清素越少。
- 而色氨酸是一种必需氨基酸，来自高蛋白食物。
- 刚吃完高蛋白食物时，血液里的色氨酸含量确实会迅速提高，但因为氨基酸之间会竞争通过血脑屏障，导致色氨酸无法顺利进入大脑，进而导致血清素含量降低。
- 想要提高血清素，不能光吃高蛋白食物，也要吃高碳水化合物的食物。
- "杜绝碳水化合物"的减肥方式并不合理，因为它会导致"血清素缺乏三件套"：焦虑、失眠和"特别想吃碳水化合物"的冲动。

- 惩罚并不一定是那种做错事所受到的惩罚，而是泛指"令人不愉悦的刺激或反应"。
- 多巴胺是奖励预测误差，与多巴胺相对，血清素有可能是惩罚预测误差。

05

去甲肾上腺素

去甲肾上腺素，这名字一听就和肾上腺素有关系！

你可以姑且把它们俩想成"双胞胎分工，

一人主内一人主外"。

大脑里的主要是去甲肾上腺素，

而躯干里的主要是肾上腺素。

去甲肾上腺素
NOREPINEPHRINE

个人简历

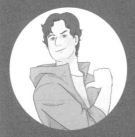

ABOUT ME

我是"肾上腺素"的双胞胎兄弟，只是我们负责的工作区域不同。我在大脑里，它在身体里。

看你是说美式英语还是英式英语，我在美国的常用名是 norepinephrine（简称 NE），在英国则常被称为 noradrenaline（简称 NA）。

我跟多巴胺关系也很密切。别看我们功能似乎差很远，其实我就是多巴胺变装而来的。

籍贯

脑干的蓝斑核（locus coeruleus）。
每个蓝斑核有大概一万两千个神经细胞。如果说，"条条大路通罗马"，蓝斑核大概就是人类大脑中的"罗马"，它坐拥全脑中最四通八达的网络，人类脑干中的蓝斑核的两万四千个神经细胞，每一个都连接了两万五千个以上的其他神经细胞，而且每个都连着大脑和小脑。基本等于黑白双吃的那种神秘组织了。

常居地

大脑的全部脑区几乎都有，甚至小脑也有！

弱点

— 状态不佳，没劲
— 注意缺陷多动障碍（俗称多动症）

技能

维持警觉性
战斗或逃跑

一点科学史

● 沃尔特·坎农（Walter Canno）在 20 世纪初将"战斗或逃跑反应"这一理论发扬光大，使得很多人对"是什么负责控制这一对反应"感兴趣并展开研究。

● 1945 年乌尔夫·冯·奥伊勒（Ulf von Euler）发表了一系列论文提出去甲肾上腺素是一种神经递质，并持续研究确定了去甲肾上腺素确有调控"战斗或逃跑反应"的作用。

● 1970 年乌尔夫·冯·奥伊勒因此与另外两位研究神经递质的科学家伯纳德·卡茨（Bernard Katz，英）和朱利叶斯·阿克塞尔罗德（Julius Axelrod，美）共同分享了诺贝尔奖。

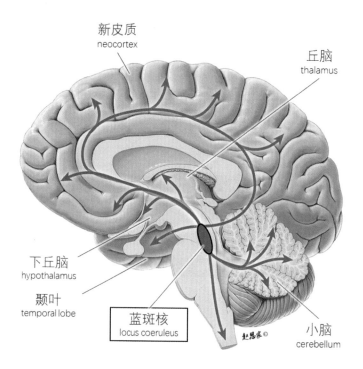

新皮质
neocortex

丘脑
thalamus

下丘脑
hypothalamus

颞叶
temporal lobe

蓝斑核
locus coeruleus

小脑
cerebellum

去甲肾上腺素在人类大脑中的分布图。黑框里的标记为产地，箭柄为通路方向，箭头则为常居地。（图片版权©赵思家）

和肾上腺素不得不说的关系

去甲肾上腺素，这名字一听就和肾上腺素有关系！

你可以姑且把它们俩想成"双胞胎分工，一人主内一人主外"。大脑里的主要是去甲肾上腺素，而躯干里的主要是肾上腺素。其实，躯干里也有去甲肾上腺素，而且作用和肾上腺素特别像（因为它们的化学结构极像）；大脑里也有肾上腺素，但和去甲肾上腺素相比，含量极低。

在讲去甲肾上腺素前，必须聊聊肾上腺素。

如果多巴胺是最有名的大脑里的激素，那肾上腺素就是最有名的身体里的激素了。在日常对话里，肾上腺素等于"燃"。那些让肾上腺素狂飙的电影、漫画、音乐……都让人感到特别"燃"。令人欣慰的是，大众对肾上腺素的这些理解是很准确的。

肾上腺素含量升高时会有以下几个效果：

（1）血液流速加快，在短时间内让更多血液涌入肌肉（方便发力做出反应）；

（2）瞳孔放大（一种说法是，瞳孔放大理论上可以让更多光线和视觉信息进入眼睛）；

（3）呼吸加速；

（4）血糖值提高。

其实这些说到底就是战斗或逃跑反应，是动物面对危险时，身体自动产生的应激反应，让身体做好防御、挣扎或逃离的准备。肾上腺素就是战斗或逃跑反应中的一大功臣，它所带来的这一系列生理反应都对后续的准备有所帮助。

那注射肾上腺素能不能让人爆发"洪荒之力"呢？不能。这里我要夹带一点私货，安利诸位一款电脑游戏——《巫师》。在这个游戏里，玩家扮演一个名叫杰洛特的怪物杀手（游戏里叫"巫师"）。游戏的战斗模式中有一个很实用的属性值叫作肾上腺素，消耗肾上腺素可以使攻击伤害更强。作为一名手残党，每次打怪前，我都要喝一瓶能够加速肾上腺素生产的药剂，基本等于兴奋剂。这个设置特别有趣。但这毕竟是游戏，不要以为现实生活中我们也可以这样哟。对我们普通人类来说，肾上腺素是把双刃剑。注射肾上

腺素并不能让人爆发"洪荒之力";相反,误用过量肾上腺
素,会使人出现恶心、胸痛、血压升高、心跳过速等症状,
甚至死亡。

为什么去甲肾上腺素会有两个不同的英语名字?

去甲肾上腺素有两个英语名字,一个是
"norepinephrine",另一个是"noradrenaline"。而肾上
腺素在英语里是"adrenaline"或"epinephrine"。

在日常学术活动中,去甲肾上腺素更常叫
"norepinephrine",而肾上腺素更常叫"adrenaline"。这
就很奇怪了。

"epinephrine"和" adrenaline" 两者完全通用,我
问过好几个专门研究去甲肾上腺素的同行,他们都不知道为
什么会有这样两个词。但从使用者的国籍来看,我的推测
是,"norepinephrine"是美式英语,而"noradrenaline"
是英式英语(读博士期间我认识的同行都来自美国,而在读
本科时是英国药理学老师教的课)。这确实没错,但是如何
出现这样的美英差异的呢?

直到在为这本书找资料的时候,我翻出了大一的一本参
考教材《行为生理学》(*Physiology of Behaviour*),才搞

懂了两者的关系。

　　肾上腺素是一种激素，它生产于肾上的肾上腺（adrenal glands）。在拉丁语中，"adrenal"是指"朝着肾"，而在希腊语中，"epinephron 指"肾之上"。所以就有了"adrenaline"和"epinephrine"这两个英语名。那为什么学术界更喜欢用"epinephrine"，而不是大众更熟悉的"adrenaline"呢？（而且一般来说学术界都更喜欢用拉丁语版本。）这是因为有制药公司将"adrenaline"注册为药名，为了避免和商界的所有者产生瓜葛，学术界使用了希腊语版本。

　　这也解释了为什么我本科老师教的是"adrenaline"，因为他是研究制药的。而博士期间我的身边都是纯粹研究神经科学的科研工作者，对制药领域完全没有了解，习惯了使用"epinephrine"这个希腊语版本。从这样一个小小的词语，也能挖掘出好多故事啊。

　　肾上腺到底在哪儿呢？它位于肾的上方，大约在第十二节胸椎（也就是最后一节胸椎）的左右两侧。胸椎是脊椎的中间一段，脖子以下、腰以上就是胸椎，每一条胸椎连着一条肋骨。其实如果你坐直，把手绕到背上去摸，大概在腰和胸之间的位置就是肾上腺的大致所在。

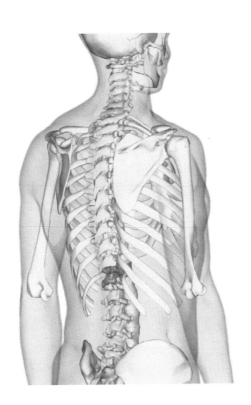

肾上腺的位置大约在第十二节胸椎的位置。图中蓝色部分即为第十二节胸椎。这张图显示了脊椎的颈椎、胸椎和腰椎，其中颈椎和腰椎都用浅黄色标识了出来。（图片版权：Body Parts 3D**ライフサイエンス**统合**データベースセンター** licensed under CC表示 继承2.1 日本）

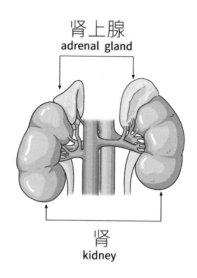

肾上腺
adrenal gland

肾
kidney

肾上腺的位置，位于肾之上。它负责生产身体里的肾上腺素，也是肾上腺素这个名字的来源。

状态不好，撤退！

上面我们说了肾上腺素的作用，它和战斗或逃跑反应有关。那去甲肾上腺素的作用是什么呢？说起来也差不多，但仔细一想，其实从根本上还是有区别的。

可能是因为我自己就研究这个问题，平日里老是想它，一时反而不知道该如何回答。我思考了一下，去打了一局《王者荣耀》，觉得利用这个游戏能够高度概括去甲肾上腺素对人的认知功能的作用。

当你躲在草丛里，随时看着有没有对方英雄接近的时候，去甲肾上腺素维持你的警觉性。

这是它的第一个作用。

当你走到河道，发现对面有个英雄落单时，立马选择"战"；一靠近却发现草丛里还有四个英雄，就会拔腿就"逃"。

无论你选择"战"还是"逃"，在决定的那一刻，蓝斑核会立即生产去甲肾上腺素，给大脑的其他区域发送信号，进入备战或是防御的状态。

这是它的第二个作用。

如果你是一名打野，可能还要面临一个问题：是否要入侵敌方野区进行反野。反野带来的好处是获得的收益比窝在自家野区要高，但也会有风险。所以你是要去冒险，还是留在已知区域里发育？

这个问题叫作"探索和开发的利弊权衡（exploration-exploit trade-off）"。了解人工智能的读者看到这里可能又发现熟悉的概念了，这在强化学习领域里也是一个非常基础和重要的概念。教材里一般会用另一个例子："假设你家附近有十家餐馆，到目前为止，你在八家餐馆吃过饭，知道这八家餐馆中最好吃的餐馆可以打8分，剩下的两家餐馆也许会遇到口味可以打10分的，但也可能只有2分。那你下次会去哪里吃饭？是去探索新的餐馆，还是去已经吃过并且味道还不错的？"[1]

这是它的第三个作用。

总而言之，在成为王者的路上，你不能没有去甲肾上腺素。

这三个作用，说到底其实就是适应性行为（adaptive behavior），或者说如何让大脑的拥有者适应不断变化的环境和及时应对变化（甚至危机）。

再进一步概括，其实去甲肾上腺素负责的是优化任务表现。什么是任务表现（task performance）？它是指任何需

---

1. 这段话部分引用了知友Taylor Wu 在其专栏文章《DDPG中的Ornstein-Uhlenbeck过程怎么理解？》 的例子。如果你想多了解一些关于这个问题在人工智能上的扩展，请阅读他的专栏文章。https://zhuanlan.zhihu.com/p/54670989

要你集中注意力去努力完成的工作，比如弹钢琴、演讲、算数学题、写文章等等，都算任务，而这些任务的表现有好坏之分。

其实从1969年起，去甲肾上腺素的功能一直被认为是控制"觉醒（arousal）"[1]。觉醒是个非常宽泛的概念，最好是通过对比低觉醒和高觉醒之间的区别来理解它。什么是低觉醒呢？就是你感到困倦、没劲的时候。而高觉醒则是你保持清醒且有高警觉性的状态。

去甲肾上腺素的含量和觉醒程度成正相关：前者越多，觉醒程度越高。但觉醒程度越高并不等于任务表现越好，两者的关系呈钟形曲线。这个理论在心理学上很经典，早在1908年就被提出，被称为耶基斯－多德森定律（Yerkes-Dodson law）。

当处于低觉醒（曲线的左侧）的时候，人处于无意识或者说对外界和自身没有掌控能力的状态；随着觉醒程度的升高，人越来越警醒，越来越有精神，任务表现也越好，到达

---

1. Jouvet, M. (1969). Biogenic Amines and the States of Sleep. Science, 163(3862),32–41.

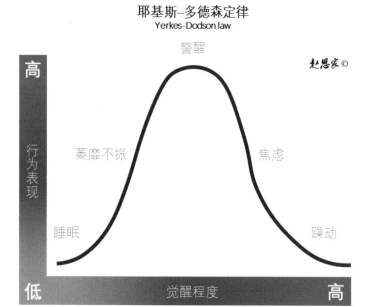

耶基斯－多德森定律：解释觉醒程度和行为表现的关系的心理学定律。如图所示，只有觉醒程度处于中央的位置时，才会有最好的行为表现。过低的觉醒程度会导致疲惫和睡眠，而过高的觉醒程度则会导致焦虑和分心。（图片版权©赵思家）

最优状态（曲线的最高点）。但一旦觉醒程度超过这个点，人就会变得焦虑，容易被分散注意力，导致当下所做的任务的表现变差（曲线的右侧）。

还有研究人员将觉醒和意识[1]（awareness/consciousness）联系起来，因为无觉醒的时候，人便无意识。

除了上面解释的这种比较基础、宽泛的觉醒，还有各种其他方面的觉醒，比如说情绪唤起（遇到很恐怖或是很令人开心的事情时情绪高昂）或是性唤起（指性活动前心理或外界刺激所引起的生理反应）。

"聪明药"真的能让人变聪明吗？

相信很多人有着和我一样的问题：世上有没有"聪明药"？

还真有，这种药在市场上被称为"smart drugs"，而且不少考生也会服用它以求提高在考场上的表现。但其实这种药名不副实，它并不能让服用者一吃就变聪明。它的另一

---

1. 不过意识是个非常非常复杂的问题，这里就不细谈了。希望未来能看到有人写一本小书来科普它（但估计很容易写得曲高和寡，大多数出版社也会觉得这个问题太高冷）。

个名字——认知增强剂（cognitive enhancers）——更为贴切。如名所示，这是一种用来增强人的认知能力的药剂，可以增强的认知能力包括但不限于记忆力、控制能力、创造力和警醒程度。但健康且不熬夜的人吃了这些药到底有没有用，这个问题我在这里先打个问号，后面会专门讨论。让我们先来看看有哪些"聪明药"，这些药又有哪些作用。

最为有名的"聪明药"可能是安非他命。服用安非他命可以提高去甲肾上腺素和多巴胺在大脑中的浓度，它原本是用来治疗儿童多动症的。多动症患者特别难维持注意力，而且在明知不可以乱动的情况下，依然特别想动来动去，还很难控制自己的情绪，这些症状会影响到患者的生活和学习，往往从他们童年时开始出现，一般情况下，在6岁到12岁之间变得明显。多动症患者的大脑中多巴胺的作用较弱。当我们仔细检查他们的基因时，就会发现某些与多巴胺相关的基因出现了异常，使得他们的大脑似乎对多巴胺没有那么敏感，进而导致大脑习惯性地生产更多的多巴胺，换言之，多巴胺的工作效率变低了。除了多巴胺，在多动症患者的大脑里，去甲肾上腺素也出现了一些问题。所以当下针对多动症治疗的药物往往与提高多巴胺和去甲肾上腺素的工作效率有关，而安非他命就是个很好的例子。

如果把安非他命用在健康人身上，会有什么效果呢？换言之，如果我的大脑里多巴胺和去甲肾上腺素含量都是正常的，再增加它们，会不会提高与这两种神经递质相关的认知功能呢？答案是肯定的。健康的人服用安非他命确实可以提高警醒程度，获得更好的认知控制能力，甚至还会产生更强的性欲。在体能上，安非他命还能提高人的反应敏捷度，增加肌肉强度以及推迟疲惫感。

这些药效导致安非他命不仅被人用作认知增强剂，还被运动员作为兴奋剂使用，甚至还被当成春药使用。但这些好处都是在严格的剂量控制之下才会有的。如果过量使用，会有很严重的副作用，包括损伤认知能力，导致妄想和横纹肌溶解症（rhabdomyolysis）。很多人是通过非法途径获得安非他命的，而且使用过它的人往往很容易继续使用，这使得安非他命有很高的上瘾率，而上瘾后很容易出现副作用。其实这些副作用在医学治疗的环境下是很少见的。

除了治疗多动症，安非他命还有提高去甲肾上腺素含量的作

【敲黑板】

横纹肌溶解症是一种肌肉细胞坏死的疾病。一些肌肉细胞会因为各种原因（比如长时间挤压、过度锻炼、药物滥用等等）爆开，细胞里的肌红蛋白流入血液，进而导致肾衰竭。在2008年汶川大地震后，有许多幸存者曾患此病。

用，所以它可以让人保持觉醒状态。因此，安非他命可以作为觉醒剂，用于治疗某些睡眠疾病，如发作性睡病（narcolepsy）。这种睡眠疾病我会在最后一章专门讲睡眠所涉及的神经递质时，再详细地描述。简单来讲，有发作性睡病的人，会在白天时常无前兆地突然睡着，还可能会突然无力摔倒。与此症相关的另一种药，叫作莫达非尼（Modafinil），其实也在被当成"聪明药"销售。

让我们说回把安非他命当成"聪明药"使用来提高成绩这个问题吧。我在国内读书的时候从没听说过这种药物，有可能是因为住校，圈子很小，没有机会了解。但在国外读本科和硕士的时候，我确实见过这种药，就是很普通的口服药，白色圆形一小颗，我也有朋友服用过。它有多常见呢？在2006年的一项针对4580名美国大学在读生的线上调查显示，近15%的大学生曾服用过这种药，其中65%的人的理由是为了集中精力来学习，而30%的人的理由是好奇想尝试一下。[1]

那它到底有没有用呢？2015年牛津大学的巴特尔迪

---

1. Teter, C.J., McCabe, S.E., LaGrange, K., Cranford, J.A., Boyd, C.J. (2006). Illicit Use of Specific Prescription Stimulants Among College Students: Prevalence, Motives, and Routes of Administration. Pharmacotherapy ,26(10),1501–1510.

（Ruairidh Battleday）分析了1990年到2014年期间发表的24篇关于莫达非尼在健康的、没有睡眠问题的成年人身上的研究[1]。毫不意外地，结果分析发现莫达非尼在不同认知任务上的效果有很大的差距。其中有三个比较值得注意的发现：

（1）任务越是复杂、时间越长，莫达非尼带来的益处就越稳定。

（2）莫达非尼在记忆力和创造力上没有效果，但在理性决策和计划上有显著的效果。

（3）其中有17个研究专门关注服用莫达非尼是否带来情绪上的影响或者其他副作用，至少在这17个研究中，副作用不显著，仅有几个人提到有失眠、头痛、胃痛或是恶心的体验，但要注意的是，这些症状在安慰剂组（即根本就没有吃莫达非尼的人）中也有出现。

那你可能要问了，那我有没有吃过"聪明药"呢？没有，对我来说，这些药物能带来的效果不足以让我得高分，反正考试只要能过就行，多一分也是浪费，这是我作为学渣的自知之明（骄傲脸）。

---

1. Battleday, R.M., Brem, A-K. (2015). Modafinil for cognitive neuroenhancement in healthy non-sleep-deprived subjects: A systematic review. European Neuropsychopharmacology,25(11),1865–1881.

去甲肾上腺素是怎么控制觉醒状态的呢？

（温馨提示：这一节理论知识比较多，建议坐下来慢慢看。）

说了这么多，那去甲肾上腺素在大脑里到底是怎样工作的呢？

虽然我们从1969年就知道了去甲肾上腺素和觉醒的关系[1]，但直到2005年我们才有了比较完整的理论。

负责生产去甲肾上腺素的神经细胞位于脑干里的蓝斑核。和上面提到的血清素和其产地中缝核类似，蓝斑核是大脑中去甲肾上腺素的唯一产地。

在蓝斑核里的这些神经细胞，日常的工作活动（firing rate，又叫激活率）有两个模式，"tonic"和"phasic"。全国科学技术名词审定委员会将这两个词翻译为"紧张性"和"位相性"，本书也会遵循官方翻译。（感谢知乎用户孙天任的建议！）

当我们说一个神经细胞的激活频率长期呈现一种持续不断的状态时，就被认为是位相性，其实就是在一段时间内一

---

1. Jouvet, M. (1969) .Biogenic Amines and the States of Sleep. Science,163(3862),32–41.

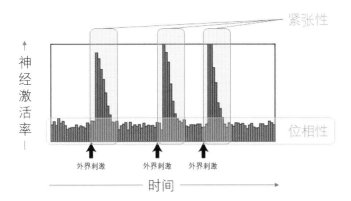

负责生产去甲肾上腺素的神经细胞的两种激活模式。黑色箭头的位置是指那时给动物一个明显的外界刺激（比如说一个短暂的响声）。警觉状态下的动物在接收到这样令它惊讶的刺激后，蓝斑核里的神经细胞会提高神经激活率，并生产去甲肾上腺素。（图片版权©赵思家）

直保持着一个比较稳定的基线（baseline）的状态（上图中黄色部分）；相反，当神经细胞的激活频率突然出现暂时远超出基线的状态，就叫紧张性（上图中紫色部分），这种紧张性激活模式就如同小小地爆发了一下。

在理想状态下，外界给大脑一个明显的刺激，生产去甲肾上腺素的神经细胞就会自动地切换到紧张性模式。但这种紧张性模式是否出现，和神经细胞处于怎样的位相性

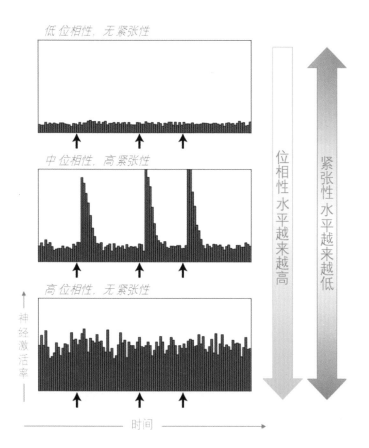

位相性和紧张性两者并不是完全独立的。与上面那张图一样，这张图里黑色箭头的位置是指那时给动物一个明显的外界刺激（比如说一个短暂的响声）。同样的神经细胞，在不同状态下会有不同的激活模式。从上至下，位相性水平越来越高，这也决定了紧张性模式是否会出现。我们可以看到，位相性过低或是过高的时候，紧张性那样小小的爆发反应都不会出现。这代表着当动物的蓝斑核的神经细胞处于位相性过低或过高的状态下，给它播放声音，它都会无动于衷，毫无警觉性。（图片版权©赵思家）

状态有关。当细胞长期处于低位相性的状态时，人会处于低觉醒状态，趋近睡眠、无力，对周围发生的变化没有警觉性（想象一下你在很困的时候去玩手机游戏）。当细胞处于极高位相性的状态时，人会过于亢奋甚至焦虑，或是一感受到风吹草动就感到紧张、容易走神。在这两种极端情况之下，神经细胞都不会对刺激产生紧张性反应。而只有当紧张性反应达到其最高值的时候，人的警觉性才是最高的，任务表现也最优。

我们可以结合前文中提到的耶基斯－多德森定律，来理解两种神经激活模式、觉醒程度和行为表现四者的关系（见下页）。位相性水平与觉醒程度成正相关，位相性越高，觉醒程度越高；紧张性水平和行为表现成正相关，能够产生的紧张性越高，表现越好、警觉性越高；而位相性与紧张性成钟形曲线关系，位相性过低或过高，紧张性都低，类似地，觉醒程度过低或过高，行为表现都不会很好。这个理论叫作自适应增益理论（adaptive gain theory），由阿斯顿－琼斯（Aston-Jones）和科恩（Cohen）在2005年提出。[1]

1. Aston-Jones, G., Cohen, J.D. (2005). An integrative theory of locus coeruleus-norepinephrine function: adaptive gain and optimal performance. Annu Rev Neurosci,28(1),403–450.

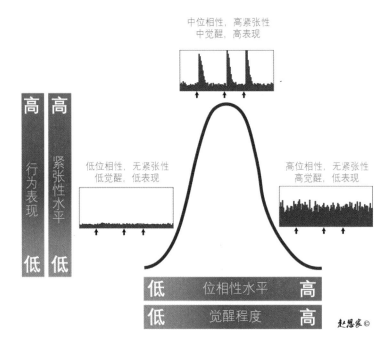

我们将神经细胞的激活模式与觉醒程度（ x 轴）以及行为表现与紧张性水平（ y 轴）结合来看。（图片版权©赵思家）

　　这套机制已经在老鼠和猴子的大脑里得到了证实，但我们怎么确定人脑也是这样工作的呢？毕竟我们无法直接往人的脑干里插一根电极去看神经细胞的活动状态。这还不单纯是伦理问题，从技术上就很难完成，因为人的蓝斑核太小了，难以操作。那怎么办呢？

　　特别简单，我们可以通过瞳孔的大小知道蓝斑核里神经细胞的激活情况。

　　负责生产去甲肾上腺素的蓝斑核跟负责控制瞳孔大小的肌肉有神经联系，当蓝斑核里的神经细胞激活的时候，瞳孔会放大。即使在光线维持不变，人处于静止状态的时候，瞳孔也会改变大小，它的直径会随着时间的流逝而围绕一个基线上下波动。这个基线和蓝斑核神经细胞的位相性状态成正相关。换言之，当你感到疲倦的时候，瞳孔会比较小；当你过于兴奋的时候，瞳孔会特别大；当你专心致志的时候，瞳孔则会处于中等大小；而一旦出现什么令你警觉的刺激，你的瞳孔会快速放大然后缩小——这在学术上叫作瞳孔放大反应（pupil dilation response）。

　　正常情况下，18—35岁的人的瞳孔直径是5—8毫米，这种情况下突然播放一个声音，瞳孔会迅速放大0.3毫米左右。随着年龄增大，控制瞳孔的肌肉逐渐硬化，瞳孔直径会慢慢变小。65岁以上的人的瞳孔直径一般只有4—6毫米，同样的声音下只能放大0.1毫米左右。

　　我在做实验的时候就注意到，当年轻人疲倦的时候（比如做完整整1个小时的听力测试后），瞳孔的基线值会比平常小0.5毫米左右。老年人也会出现这个现象，但变化就只有0.2毫米左右。这可以用前面说的去甲肾上腺素的机制来解释：疲惫的时候，去甲肾上腺素较低，因为蓝斑核的细胞处于低位相性的状态，这导致瞳孔也比较小；而当人分心、走神，或是在做白日梦的时候，瞳孔会持续放大，也就是说，这个时候蓝斑核的细胞处于过高位相性的状态。总而言之，就现在来看，上面提到的这个钟形曲线可以用来解释人的去甲肾上腺素的工作机制。

　　说到这里，这样的一套理论确实很好地解释了去甲肾上腺素是如何调控人的"警觉性"的。那之前提到的"探索和开发的利弊权衡"又和去甲肾上腺素有什么关系呢？说到这个，又要说回上图中的耶基斯－多德森定律钟形曲线。当人处于紧张性最高的状态时，恰为注意力集中的时候，大脑会选择开发（exploit）模式——其实就是专心致志地做手头的工作；而当位相性变得更高的时候，会开启探索（exploration）模式——其实就是容易分心、想东想西的状态。

这大概就是大脑的奥妙之处。明明神经细胞如一支二极管一样，输出无非是1或0，但仅靠这样简单的频率设置，就产生了各种各样神奇和复杂的认知状态。

去甲肾上腺素究竟是什么？

上面说的这种机制其实已经很接近去甲肾上腺素的实际工作机制了。但计算神经科学家还是不满足，还想用更简单的数学概念来归纳其作用。

之前在讲多巴胺和血清素的章节里都提到过彼得·达扬，他提出了多巴胺是奖励预测误差，而血清素是惩罚预测误差。他其实也研究了去甲肾上腺素，还提出了一个很精练的理论：去甲肾上腺素是"意料之外的不确定事件（unexpected uncertainty）"，或者说是一种surprise。

首先解释一下什么是不确定性。我用英镑兑换人民币的汇率来举例，假如我已经关注汇率的走向很久了，如果没有什么特殊情况发生，那我就能通过过去几周的汇率走向预测一下明天的汇率大概是多少，比如1英镑能兑换大概10元人民币。但是我也很清楚，这份预测是自带不确定性的，不可能完完全全准确，我甚至不可能预测得精准到小数点后3位。

这是因为，无论我多聪明，无论是在多平静无波的日子里，预测都会有一定的误差，而这误差就是我对明天汇率的预测的不确定性。但这份不确定性是在我意料之内的，我不会因为昨晚预测为10元，但今天看到是10.01元就感到惊讶。

但是，如果我昨晚预测为10元，今早却发现暴跌到8元了，这就出人意料了。甚至超出了我预期的不确定性范畴，那么这就是一个意料之外的不确定事件。当我看到这个变化，我会感到惊讶，会立马意识到我过去观察的一周甚至几周、几个月的汇率信息都不准确了，我的预测模型需要重置。为此，我会立马开始查新闻，看看是不是英国政治或是欧洲经济上发生了什么大事，结果发现是因为英国脱欧了。

大脑其实也在做类似的事情。我走在路上，大脑会分析收到的感知信息（声音、视觉信号、味道、温度、震感等等），一直监控着身边的环境，不断对下一刻可能会收到的信息做出预测。如果环境比较稳定，那大脑的预测模型所做的预测就会相对准确；但如果突然环境发生了什么变化，那预测就会和现实事件完全不符。这就产生了一个意料之外的不确定事件。

当大脑某一个区域发现周围环境中有意料之外的事件发生了（比如安静的森林里突然传来群鸟飞走的声音），蓝斑核的神经细胞就会立刻被激活，快速释放去甲肾上腺素，去甲肾上腺素沿着四通八达的通路，从脑干迅速地扩散到全脑所有区域，将全脑所有区域都唤醒，做好新的准备。

这也是为什么去甲肾上腺素和注意力集中、觉醒、防御性反应、警觉性息息相关。这些与去甲肾上腺素相关的各种现象，都可以用"去甲肾上腺素其实是对意料之外的不确定性做出的反应"来解释。

你可能会觉得困惑，为什么去甲肾上腺素也是一种意外性呢？之前说多巴胺和血清素也是某种意外性，那这三者的区别在何处呢？

很简单，多巴胺是奖励的意外性，血清素是惩罚的意外性，而去甲肾上腺素是信息的意外性。这里"信息"一词的含义非常宽泛——从感知信息到认知信息。比如你正在听音乐的时候，曲调戛然而止，那一刻也算是信息的意外性；再比如，你早上看了天气预报，说今天下雨的可能性只有10%，所以你就没带伞，结果一出门就下了倾盆大雨，这也是一种信息的意外性。

这个理论开始理解起来有些吃力，但越想越会觉得精练优美。

我非常喜欢这一匣子知识，每每提起它都觉得与有荣

焉。这也是我的博士研究方向，我的工作就是为前面提到
的彼得·达扬的这个理论提供证据，我也确实办到了（开
心）。但，为了避免让大家觉得我夹带私货，这里就不多谈
我自己的工作了。

扩展阅读

1.提出"去甲肾上腺素是'意料之外的不确定事件'"理论的原文：Dayan, P., Yu, A.J. (2006). Phasic norepinephrine: A neural interrupt signal for unexpected events. Network: Computation in Neural Systems, 17(4),335‐350.

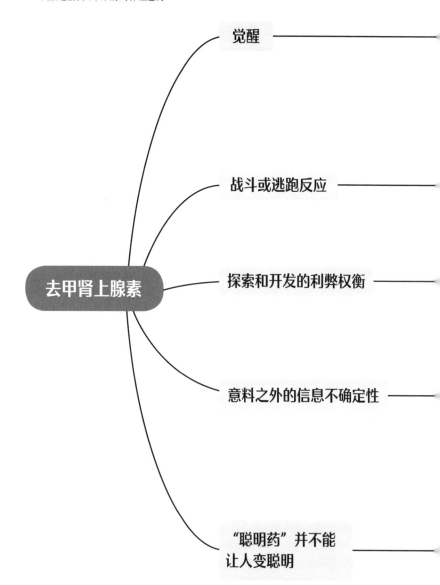

- 去甲肾上腺素含量低，人就会昏昏欲睡（低觉醒）；去甲肾上腺素含量过高，人便会焦躁。

- 在这两种情况下，人都无法集中注意力，任务表现也会很糟。

- 这叫"耶基斯 - 多德森定律"：觉醒程度和行为表现成钟形曲线相关。

- 在困倦或是焦虑时工作是不理智的。如果有选择，一定要避免在这两种状态下工作，这两种状态下的表现和所做的决策大概率不会好。

- 去甲肾上腺素维持人的警觉性。

- 当遇到危险时，你可能会选择"战斗"，也可能会选择"逃跑"。无论是哪种选择，在决定的瞬间，大脑会立即产生去甲肾上腺素，让整个大脑进入备战或是防御的状态。

- 是选择探索未知危险的领域，还是选择深入挖掘已知有利的选择？

- 从计算神经科学的角度来看。

- 当大脑某一个区域发现周围环境中有意料之外的事件发生了，蓝斑核的神经细胞就会立刻被激活，快速释放去甲肾上腺素。

- 去甲肾上腺素沿着四通八达的通路，从脑干迅速地扩散到全脑所有区域，将全脑所有区域都唤醒，做好新的准备。

- 市面上的"聪明药"其实是一种认知增强剂，或是兴奋剂。

- 安非他命提高去甲肾上腺素和多巴胺在大脑中的浓度，有一定的提高人警醒程度的作用。

- 但需要非常严格的剂量控制才会有这样的效果。一旦超量，会有严重的副作用。风险远超于其带来的好处，不推荐各位为了好奇心或是提高考试成绩而尝试。

06

乙酰胆碱

因为乙酰胆碱有着唤醒大脑和身体的功能，
吸烟之后人会体会到"能量感"，甚至能短时间内
反应速度提高，同时还能感到平静和舒缓。
因此很多人在工作之余
会通过抽烟来缓解疲劳。

乙酰胆碱
ACETYLCHOLINE

个 人 简 历

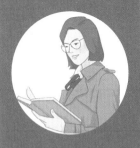

ABOUT ME

很多人读不清楚我的名字，酰读"xiān"，一声。

英文名是 acetylcholine，科学家一般称我为 ACh。

我的工作性质非常复杂。我在记忆力中的作用非常重要，失忆症（比如阿尔茨海默病）就和我有关。

因为我和香烟中的尼古丁长得很相似，所以人吸烟时体验的感受也和我有关啦。

籍贯

特别多。

但脑里主要有三个，按它们的地理位置和所生产的乙酰胆碱最后作用的位置，可以分为两组：

— 基底前脑：迈纳特基底核（basal nucleus of Meynert）和内侧隔核（medial septal nuclei）

— 脑干：脑桥 - 中脑被盖复合体（Pontomesencephalo-tegmental complex）

常居地

大脑的几乎全部脑区都有

弱点

— 失去学习的能力
— 阿尔茨海默病

技能

形成新记忆 ▬▬▬▬
能量感 ▬▬

一点科学史

● 1867 年阿道夫·冯·贝耶尔（Adolf von Baeyer）命名并发现了乙酰胆碱的结构。

● 1914 年亨利·戴尔注意到乙酰胆碱在突触的作用，并发现它有降低血压的作用。

● 就是通过研究乙酰胆碱，科学家才意识到神经递质的存在。1926 年，奥托·勒维提出乙酰胆碱是一种神经递质。

● 1936 年亨利·戴尔和奥托·勒维共同获得诺贝尔奖。

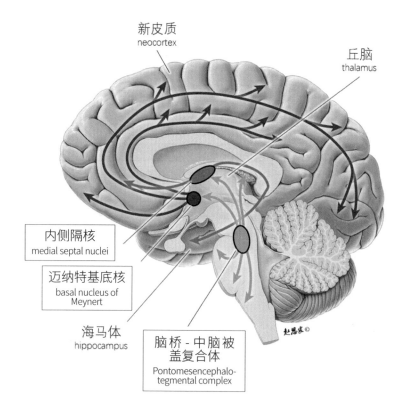

新皮质
neocortex

丘脑
thalamus

内侧隔核
medial septal nuclei

迈纳特基底核
basal nucleus of
Meynert

海马体
hippocampus

脑桥 - 中脑被
盖复合体
Pontomesencephalo-
tegmental complex

乙酰胆碱在人类大脑中的分布图。黑框里的标记为产地，
箭柄为通路方向，箭头则为常居地。乙酰胆碱在大脑里有
三个主要的产地，它们相对应的通路已用不同的蓝色标识
出来了。（图片版权©赵思家）

不能不说的尼古丁

乙酰胆碱的认知功能，实在是太不好概括了。想要切身了解乙酰胆碱的认知功能，最简单的方法，大概就是来根烟。（但吸烟有害健康！）因为香烟里的主要化学成分尼古丁长得和乙酰胆碱特别像，所以吸入尼古丁的反应约等于吸入大量的乙酰胆碱。

根据2007年的统计，中国有3.5亿烟民[1]，每年因为吸烟而死亡的人数超过100万[2]。"吸烟有害健康"这句话，我就不举例论证了，这里主要是想纯粹从神经科学的角度看看，尼古丁是怎么影响大脑的。

---

1. Wright,A.A., Katz, I.T.(2007) .Tobacco tightrope — balancing disease prevention and economic development in China. N Engl J Med , 356(15), 1493–1496.
2. Gu, D., Kelly, T.N., Wu, X., Chen, J., Samet, J.M., Huang, J.F., et al. (2009).Mortality attributable to smoking in China. N Engl J Med ,,360(2), 150–159.

　　因为尼古丁的燃点低，大部分的尼古丁摄入都是燃烧后吸入，这样的方式有很高的利用率。从口鼻吸入肺部后，因为尼古丁能够溶于水，它可以以颗粒的形式聚集在肺泡表面的液体上并覆盖肺泡，然后经过肺泡和氧气一起进入血液，进行全身血液循环。尼古丁能够快速通过血脑屏障，从吸入到进入大脑，全过程不超过10秒钟。

　　从本质上讲，尼古丁是一种乙酰胆碱受体的激动剂。受体是一种位于神经细胞的外壳上的接收器，这个我们在第二章以及第四章血清素那里都简单介绍过。当乙酰胆碱靠近受体的时候，就会像把一片面包放进烤面包机，将受体激活。受体一被激活，就会在神经细胞里产生一系列反应，这样信息就从一个神经细胞传递到了另一个神经细胞。说"尼古丁是一种乙酰胆碱受体的激动剂"，就是指尼古丁和乙酰胆碱长得很像，它会模仿乙酰胆碱的活动，激活乙酰胆碱受体。

　　不仅如此，相比乙酰胆碱，尼古丁和乙酰胆碱受体结合的效果太好了，比乙酰胆碱更好、更强、更紧密。为了避免持续激活神经细胞，乙酰胆碱和乙酰胆碱受体的结合非常简单和短暂，而且被释放后很快就会被其他高活性酶给分解掉。但尼古丁和乙酰胆碱受体一碰上，就很难分开。这两者差多远呢？从它们的半衰期就能看出来，乙酰胆碱在大脑里的半衰期为1分钟，而尼古丁的半衰期长达2小时。尼古丁和乙酰胆碱受体的结合时间大大加长，等于大脑里乙酰胆碱的量被人为地大大增高了。

这是个很严肃的问题。大脑的"设计"非常精密，什么时候该生产乙酰胆碱，生产多少，如何让它有效地传播，如何让它被神经细胞接收，接受力度是多少，又该如何回收，这一环扣一环，每一环都是被恰到好处地平衡好的。而人为地在大脑里加入大量的尼古丁，就像是在一个原本健康的经济体里注入大量的假钞，而且这个假钞不仅比普通纸币经用，从实际价值上还是1元假钞兑换100元真钞的神奇物件。

面对这样的情况，大脑试图适应。在吸烟者的神经细胞上，乙酰胆碱受体的数量要比一般人多得多，大部分与尼古丁相结合，剩下的与乙酰胆碱结合的受体的数量才和一般人的差不多。因为大脑已有的调控系统无法调节外来的尼古丁，只好通过增加乙酰胆碱的产量来与尼古丁竞争。

因为乙酰胆碱有着唤醒大脑和身体的功能，吸烟之后人会体会到"能量感"，甚至能短时间内反应速度提高，同时还能感到平静和舒缓。因此很多人在工作之余会通过抽烟来缓解疲劳。但要注意的是，这样的正面效果是非常短暂的。一旦上瘾后，这样的能量感会消失，取而代之的是疲惫感。问题在于，不抽你还会觉得难受……完全沦为安慰剂。

> **知识充电站**
>
> 安慰剂（placebo）是指本来没有实际作用的治疗，因为使用者的期望和信念出现了一定程度的效果。要强调两点：（1）安慰剂不是指特定的一种药剂或是药物治疗，而是一种效果；（2）安慰剂效果并不是治疗引起的，而是使用者的心理作用带来的。

那为什么尼古丁会令人上瘾呢？抽过烟的人应该有所体会，抽烟后会有种莫名其妙的愉悦感。这是因为尼古丁能间接地刺激负责管理奖励系统的神经细胞，让它们分泌多巴胺。但正如在第二章提到过的，大脑会逐渐适应这样的信号，其实有烟瘾的人不是真的每次都体会到了吸入尼古丁的愉悦感，而是为了避免戒断所带来的不适才持续吸烟的。

用"恶魔的呼吸"来控制他人

本科的时候，药理课老师是我们的辅导员，课余时间他会给我们讲一些都市传说，以及这些传说的真真假假。

比如，有一种毒的名字特别"中二"，叫"魔鬼的呼吸"。陌生人给你递名片，但那名片其实是提前浸过毒的。你一碰到那张名片，毒就会通过皮肤进入你的血液，很快你会进入一个类似僵尸的状态，没法控制自己的身体，罪犯叫你做什么你就会做什么。

这个都市传说听起来太可怕了，简直就是"中二"之王鲁路修[1]能力的药剂版本嘛，这要是真的，社会岂不大乱！而且这种毒还是从木本曼陀罗里提炼出来的，虽然现实中的木本曼陀罗（见下页）和影视小说中的那种妖艳的曼陀罗花并不一样，但还是让人觉得"中二"爆表。

这种毒确实存在，叫作东莨菪碱，但它的效果没有这么夸张。至少截至2019年9月，欧洲药品与毒品成瘾监测中心[2]还没有检测到它有这样的效果和用法。

大剂量的东莨菪碱虽然不能剥夺人的自由意志，但却可以让人昏沉。在20世纪初，它还曾被用来当作吐真剂（瞬间切入《哈利·波特与火焰杯》的场景），但完全没有斯内普配的药剂那么靠谱，因为它只是让人变得话多，并不能确保说的都是真的，还不如二两二锅头来得经济实惠。

这里提东莨菪碱的主要原因是，它其实是一种乙酰胆碱

---

1. 鲁路修是日本动画《反叛的鲁路修》里的主人公。他有一个很"中二"的超能力，即能对任何人下达对方绝对无法反抗的命令，但对一个人只能使用一次。被这种能力控制期间，人没有自我意识。
2. 全称The European Monitoring Centre for Drugs and Drug Addiction，简称EMCDDA。

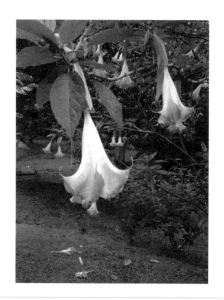

从木本曼陀罗（Brugmansia）中可以提炼东莨菪碱。木本曼陀罗在国内也有种植，常被种在庭院的边角处。这种植物是没有毒的，不用担心。图片来源：视觉中国

知识充电站

2019年夏天播出的缉毒刑侦电视剧《破冰行动》中曾出现用东莨菪碱来杀人的剧情。知乎专栏"与毒品的战争"里有一篇专门剖析这种毒的专栏文章：https://zhuanlan.zhihu.com/p/67351264。除此之外，其实小剂量的东莨菪碱也是有药用价值的，最常见的用法是作为晕车药来抵抗晕动病（比如复方氢溴酸东莨菪碱贴膏）。

的抑制剂，会让人失去学习新信息的能力。而乙酰胆碱在学习和保存新记忆的过程中扮演着重要的角色[1]，大量药理学研究证明乙酰胆碱和新记忆的形成过程有因果关系。

那乙酰胆碱是怎么帮助记忆形成的呢？有一个理论是，高浓度的乙酰胆碱可以加强存储记忆的海马体和传递感知信号之间的大脑回路，同时抑制大脑提取无关的内容。打个比方，若是想要记住刘看山（知乎网站官方萌物）的长相，你得睁大眼多瞅瞅它的样子，让更多关于它的感知信息涌入储存记忆的海马体，而不是让一些奇怪的东西乱入。换句话说，乙酰胆碱控制了信息流，从而直接影响相关记忆的形成。

与此相关的一个现象是，在人进入快速眼动睡眠期的时候，大脑会产生很多乙酰胆碱。这些乙酰胆碱是用来干吗的呢？有一种合理推断是，它和睡眠时的记忆巩固有关。

当你醒着的时候，高浓度的乙酰胆碱帮助感知信号转化为记忆；当你刚入睡，进入慢波睡眠的时候，乙酰胆碱浓度变低；当你进入快速眼动睡眠期的时候，开始巩固今天一天的记忆，所以乙酰胆碱浓度又升高了。

我之前在网上看到有中文科普文章将此解读为"乙酰

---

1. 如果你想了解更多，强烈推荐这篇非常经典的综述：Hasselmo, M.E .(2006). The Role of Acetylcholine in Learning and Memory. Curr Opin Neurobiol, 16(6),710–715.

胆碱控制了做梦"，它的逻辑是，因为快速眼动睡眠时恰是做梦的时候，而乙酰胆碱在快速眼动睡眠期浓度高，那乙酰胆碱就和梦有关。你看完前面的内容，再看到这样的逻辑关系，就能知道这其实是过度解读。当然我也不是说乙酰胆碱和做梦不可能有关系，但两者在同一时间出现，不代表它们有因果关系，所以乙酰胆碱不能用来解释做梦的原理。

你真的了解阿尔茨海默病吗？

说到乙酰胆碱关于记忆力的功能，就不能不提阿尔茨海默病。这大概是当下最有名的神经退行性疾病。2019年夏天大热的电视剧《都挺好》的结尾，苏大强就得了阿尔茨海默病（简称AD），国内俗称"老年痴呆症"。

这种病，无论你对神经科学感不感兴趣，都得重视起来。我每每想到这种病都会难以抑制地感到担忧和压力。一旦患病，患者将逐渐失去记忆，孤独地走向人生终点。这对患者来说是一件极其孤独的事情，对患者的亲友而言也非常沉重。与此同时，AD无法治愈，几十年来，全世界药企为了治疗这种病而开发的药物几乎全军覆没。

对中国来说，AD更令人头疼。现在中国老龄化严重，中国有世界上最多的AD患者，而且患者的增长速度也是最快的。这种病需要长期的药物治疗，费用高昂，患者也需要全天看护。一旦家里有老人患上AD，特别是对独生子女来说，需要承受的精神和经济压力都难以想象。

AD的病因现在未知。甚至已有的几个假说都相互矛盾。

AD的一个最有名的特点就是生产乙酰胆碱的神经细胞大片死亡或者活跃性降低。最早的假说——同时也是与当下大多数相关药物治疗相关的假说——就认为是乙酰胆碱的减少导致了阿尔茨海默病。但问题是，现在针对AD的五大药物，其中四种都和乙酰胆碱有关，都是通过抑制大脑中分解乙酰胆碱的酶来保持大脑中含有高浓度的乙酰胆碱。但这些药物都无法治愈阿尔茨海默病，虽然有好处，但收效甚微。

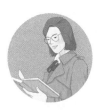

乙酰胆碱

为什么这么多年针对阿尔茨海默病都没有有效的药物？现在对这个病的研究陷入了一个奇怪的僵局：明明最明显的特点就是大脑里生产乙酰胆碱的神经细胞大片死亡或者活跃性降低，但为什么针对该特点开发的所有药物都没法解决患者的症状呢？这非常令人困惑，有种"似乎这个领域连大方向都没找对"的感觉。答案似乎一直摆在我们的面前，但每次尝试都没有效果。

　　我在知乎上看到一句话：苏大强老年痴呆有苏明玉，我们老了怎么办？

　　我想补充一点：苏大强有苏明玉，可我不是苏明玉啊。每每想到这一点，我都非常苦恼。干什么不好，非要搞科研，现在没钱也没时间，要是家里人生病了该怎么办？

　　不可否认的是，这种病对我们这一辈来说极其可怕。特别是夫妻俩若都是独生子女，在他们30岁出头的时候，家里最多可能有12位超过65岁的老人。而在65岁以上的人群里，这种病的发病率为2%—7%，而且每过五年，发病率同比增长近一倍。

　　我今年都27岁了，我的奶奶、外婆、外公都已经90岁，好在还算健康。但每每想到我父母也已经50多岁了，我就忍不住担忧。虽然这么说非常不吉利，但每每想到这种病，我都后背发凉。不知道读到此处的你，是否和我一般，都希望时间过得慢一点，再慢一点……

年龄 / 岁	阿尔茨海默病的发病率 / ‰
65—69	3
70—74	6
75—79	9
80—84	23
85—89	40
90以上	69

阿尔茨海默病的发病率，从65岁开始，每五年发病率同比增长近一倍。数据来源：Bermejo-Pareja, F., Benito-León, J., Vega, S., Medrano, M.J., Román, G.C. (2008). Incidence and subtypes of dementia in three elderly populations of central Spain. Journal of the Neurological Sciences,264(1-2),63‑72.

乙酰胆碱究竟是什么？

与去甲肾上腺素相对，乙酰胆碱被认为是"意料之内的不确定性"。当然，这也只是一个推测，也是彼得·达扬提出的。

不确定性怎么能在意料之内呢？在上一章的结尾我们提到，去甲肾上腺素是"意料之外的不确定性"，这里我继续用汇率的走向举例。如果你问："最近几个月汇率稳不稳定啊？"其实你就是在问意料之内的不确定性。

想当初经济状态好的时候，汇率很稳定，我可以说我估计明天的汇率是11.2±0.1。这"±"后的0.1就是意料之内的不确定性。最近两个月，英国政局非常不稳定，首相各种作妖，汇率极其不稳定，我估计明天的汇率是8.5±1 。相比之前，当下的意料之内的不确定性就特别高。稳定等于意料之内的不确定性低，不稳定等于意料之内的不确定性高。

换言之，"意料之内的不确定性"指的是一个长期的状态，而"意料之外的不确定性"往往指的是单一事件。

你可能已经注意到了，"意料之内的不确定性"和"意料之外的不确定性"并不是完全独立的，它们在某些时刻有一定关联。比如，英国脱欧后很长一段时间内，汇率都极不稳定，换言之，一个意料之外的不确定事件后往往会伴随着较高的意料之内的不确定性。当我们同时观察去甲肾上腺素和乙酰胆碱时，也会发现这一关联。

【敲黑板】

神经病学（neurology）是医学的一个分支，专门应付神经系统的疾病（有神经内科学和神经外科学两个分支）。作为应用科学的一种，其与神经外科均有别于隶属自然科学的神经科学。前者负责在患者身上运用已有知识，而后者则专门研究与发现新的科学概念。

但相比去甲肾上腺素，乙酰胆碱是不是真的负责监控信息中的"意料之内的不确定性"，我们对此的了解还不算充足。而且这一理论，就现在看来，似乎也不能很完美地解释乙酰胆碱其他的相关功能。想想还真是令人感叹，虽然乙酰胆碱都被发现近一百年了，但我们对它的认识还不完善。不知我们还需要多少年才能完完全全地搞明白它。能搞明白的那一天，大概也是能完全治愈阿尔茨海默病的日子。

扩展阅读

1.程毅南的科普专栏文章：《烟与尼古丁——神药科普3》https://zhuanlan.zhihu.com/p/19722464

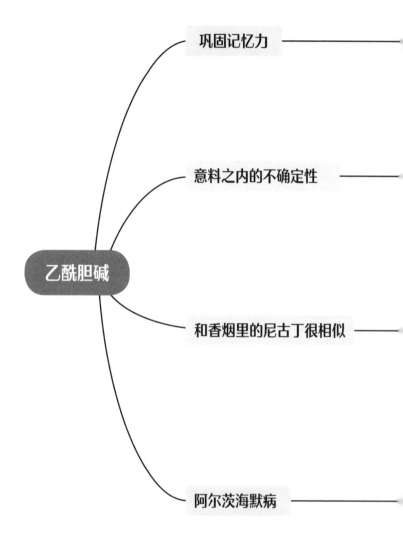

巩固记忆力

意料之内的不确定性

乙酰胆碱

和香烟里的尼古丁很相似

阿尔茨海默病

- 高浓度的乙酰胆碱可以控制信息流，从而影响记忆的形成和巩固。
- "恶魔的呼吸"东莨菪碱是一种乙酰胆碱的抑制剂。它是一种毒药，会让人失去学习新信息的能力。

- 从计算神经科学的角度来看。
- 或是信息的不稳定性。

- 尼古丁是一种乙酰胆碱受体的激动剂。
- 可以模仿乙酰胆碱的活动，尼古丁和乙酰胆碱受体结合的效果很好，甚至比乙酰胆碱的效应更强更持久。
- 这迫使大脑产生更多的乙酰胆碱来与尼古丁竞争。久而久之，大脑需要产生比平时更多的乙酰胆碱才能达到相同的效果。

- 患者将逐渐失去记忆，最后丧失自理能力。
- 其最有名的特点是生产乙酰胆碱的神经细胞大片死亡或者活跃性降低。
- 通常认为可能是乙酰胆碱的减少导致了阿尔茨海默病。这个假说颇受争议，但当下相关药物治疗主要还是以此假说为基础。
- 现在针对阿尔茨海默病的五大药物，其中四种都是通过抑制大脑中分解乙酰胆碱的酶来保持大脑中含有高浓度的乙酰胆碱，但都收效甚微。

07

谷氨酸

谷氨酸是大脑中数量最多，
覆盖面最广的兴奋性神经递质。
如果把兴奋性和抑制性比作"阴阳"的话，
那谷氨酸就是大脑中的"阳"。
而下一章出场的GABA就是"阴"。

谷氨酸
GLUTAMATE

个 人 简 历

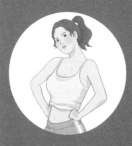

ABOUT ME

我的名字可以被缩写为 Glu（咕噜），不过科学家还是一般直接称我为"Glutamate"。

我是大脑中数量最多、覆盖面最广的兴奋性神经递质。如果把兴奋性和抑制性比作"阴阳"的话，那我就是大脑中的"阳"。而下一章出场的 GABA 就是"阴"。

而且我可以在特定情况下转变成 GABA 哟。

籍贯

谷氨酸可以直接从日常饮食中摄取，也可以在很多神经细胞里直接合成。

在大脑中。它是直接在突触前膜中通过改造谷氨酰胺（一种可以通过血脑屏障的氨基酸）直接生成的。而且是要用的时候再立马生成，这样大脑就不会因为有太多谷氨酸而过度兴奋。

常居地

只有在需要的时候才会在突触前膜被生产出来，所以可以说是无处不在，没有常居地。

弱点

— 太多就会让大脑过度兴奋：癫痫

技能

没有特定的认知功能，而是种通用的兴奋性神经递质。

简单直接激活神经细胞，让细胞产生动作电位。

一点科学史

● 1952 年日本科学家林髞（Takashi Hayashi）发现给狗的脑腔里注射谷氨酸会导致狗癫痫发作，因此他提出谷氨酸是一种神经递质。

● 1980 年左右"谷氨酸是一种神经递质"这一概念被广泛接受。

不被接受的历史

　　1952年日本科学家林驌往狗的脑腔里注射谷氨酸导致狗癫痫发作，说明谷氨酸很有可能是一种神经递质，能够直接作用于神经细胞，让大量的神经细胞同时被激活。但这一结论一直不被西方科学界所接受，直到1980年陆续有更多类似的发现发出，西方科学界才全面接受。[1]

　　第一个发现谷氨酸是神经递质的这个科学家有点意思。找这部分的科学史非常困难，绝大多数的论文中一笔带过，只提到谷氨酸是第二次世界大战时期一名叫作Hayashi的日本科学家发现的。这个科学家全名是Takashi Hayashi，甚至维基百科都把他的名字拼错了。经过一番查找，我在庆

1. Watkins, J.C. (2000). l-glutamate as a central neurotransmitter: looking back. Biochemical Society Transactions, 28 (4),297–309.

应义塾大学的藏书中发现，此人的名字是林髞。"髞"读sào，中文日文里意思差不多，都是指性情粗鲁急躁。林髞曾留学苏联，是伊万·巴甫洛夫的学生，巴甫洛夫就是那位研究狗的古典制约的有名的生理学家。与此同时，林髞还是个侦探小说家，用的笔名是木木高太郎，代表作有《眼跳症》（日文『網膜脈視症』）和《愚人》（日文『人生の阿呆』）。

主要是谷氨酸太常见了，量太大了，大家一时无法接受它也是种神经递质的事实。一直到1980年它的神经递质的身份才被广泛认同。不过那个时候，木木高太郎已经过世了。

木木高太郎的维基百科页面上并没有提及他是第一个发现谷氨酸是神经递质的人。我的日文不好，能查到的东西很有限，但比对了从各个来源找到的资料，我确定第一个发现谷氨酸是神经递质的就是木木高太郎。有点感叹，木木高太

【敲黑板】

癫痫发作，学术全名是"epileptic seizure"，但在日常和新闻中会简称为"seizure"。当大脑的神经细胞出现过度的神经振荡（neural oscillation）时，人会失控并产生混乱，甚至失去意识。神经振荡是很多神经细胞做相似的、重复性的神经活动，可以很容易用脑电图观察到。

郎在科学上的发现其实很有价值，很多比他更有名的科学家可能都不能摘下这样的桂冠。

但在日本，大家记得他是因为他闲暇时写出来的几本侦探小说，却不在意他的学术发现。在学术界，毕竟是以欧美为主导的领域，当他的发现被人接受的时候，他已经去世了。又可能因为他是日本人，在研究谷氨酸的后人的记忆里，他也只是T. Hayashi，他们不知道他曾经师从诺贝尔奖获得者巴甫洛夫，也不知道他在日本其实是一位有名的侦探小说家。也不知道他本人更希望大家记住他的哪一个角色，是科学家还是侦探小说家。即使在两个行当里都做到了出色，也还是不如在一个行当里做到杰出更容易青史留名吧。这一点对一名亚裔科学家来说更为苛刻和残酷，在今天的科学界依旧如此。

"最古老"的神经递质

从进化学来看，谷氨酸也可以被称为最古老的神经递质。

基本任何已知有神经系统的动物，都有谷氨酸作为神经递质，甚至包括海胡桃（Ctenophore，学名栉水母）。海胡桃使用谷氨酸作为最主要的神经递质，尽管其他动物同样使用谷氨酸作为神经递质，但它只有谷氨酸，连常见的血清素和乙酰胆碱都没有。[1]值得注意的是，海胡桃所拥有的谷氨酸受体基因远比其他动物多，虽然它只有谷氨酸，但它可以通过用各种各样的受体的"排列组合"，凭着一种谷氨酸发挥出各种"技能"，比如说引起肌肉收缩这样的反应。

其他动物的神经系统都是由原始水母的神经系统进化出来的，拥有与水母相同的基础机制，因此可以认为海胡桃的神经系统是独立于其他动物的全新的神经系统。

海绵（海绵动物门）是一种原始的多细胞生物，它没有神经系统和消化系统，依靠海水流过自己的身体来获得食物和氧气并消除废物，就像海底中的滤水器。虽然它没有神经系统，却也会用谷氨酸作为细胞与细胞之间的信使来传递信息。[2]

1. Moroz, L.L., Kocot, K.M., Citarella, M.R., Dosung, S., Norekian, T.P., Povolotskaya, I.S., Grigorenko, A.P., Dailey, C., Berezikov, E., Buckley, K.M., Ptitsyn, A., Reshetov, D., Mukherjee, K., Moroz, T.P., Bobkova, Y., Yu, F., Kapitonov, V.V., Jurka, J., Bobkov, Y.V., Swore, J.J., Girardo, D.O., Fodor, A., Gusev, F., Sanford, R., Bruders, R., Kittler, E., Mills, C.E., Rast, J.P., Derelle, R., Solovyev, V.V., Kondrashov, F.A., Swalla, B.J., Sweedler, J.V., Rogaev, E.I., Halanych, K.M., Kohn, A.B .(2014). The ctenophore genome and the evolutionary origins of neural systems. Nature, 510 (7503),109–114.
2. Leys, S.P. (2015). Elements of a 'nervous system' in sponges. The Journal of Experimental Biology. 218 (Pt 4),581–591.

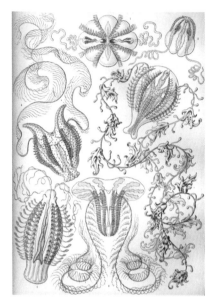 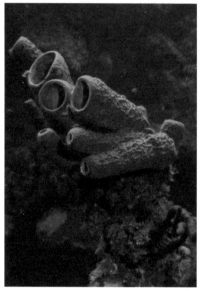

左：Ernst Haeckel 绘制的海胡桃(1904)； 右：海绵。
图片来源：Dlloyd 。

　　因此谷氨酸也可以被认为是"最古老"的神经递质。我们可以从研究这些简单的神经系统开始，从而了解智慧是如何在历史的长河中涌现出来的。

神经递质也讲究"阴阳两仪"

上面有提到，在1952年林囍提出谷氨酸是神经递质后，虽然不断有证据支持这一发现，但谷氨酸神经递质的身份一直都没有被接受。这是为什么呢？

这是因为谷氨酸对神经细胞的作用太强，也太单一了。当它被突触后膜上的受体接收后，神经细胞会被激活，进而产生动作电位。（忘记什么是"动作电位"了？翻回35页温习一下吧！）有这种效果的神经递质叫作兴奋性神经递质。

而且它的这一效果，对大脑里的所有神经细胞来说都一样，就像是通用钞票，完全没有针对性。这和1980年前对神经递质的定义有些不符，当时人们觉得神经递质既然要起作用，就要有针对性，要是它太通用，可能就算不上神经递质了。

现在看来，因为它太通用而不可能是神经递质，这个质疑有点莫名其妙。大概是因为人对事物的理解越深，就越能够接受新的概念。以前我们见过的钱币都有一定的地域性，人民币、美金、英镑、欧元。现在我们都习惯扫二维码付钱了，但要回到几十年前，你跟人说，存在电子钱包里的是钱，而且全世界都能用，那人多半会质疑它作为"钱"的身份，因为它跟他以前见过的钱都不一样。

说回"兴奋性神经递质"这个概念。正如上面所说，当这类神经递质被释放进入突触，并激活突触后膜上的受体后，会让神经细胞产生动作电位。但要注意的是，并不是单一一个神经递质分子就能够激活一整个神经细胞，它实际做的工作是和特定的受体结合。

谷氨酸对应的有两种受体，一种叫AMPA，一种叫NMDA。很多神经细胞上都有这两种受体，而且这两种受体同时存在。它们长得很像，像是坐落在神经细胞膜上的一个个带了阀的水泵。NMDA的特点是，一旦激活，便会让钙离子（Ca^{2+}）和钠离子（Na^+）从细胞外进入神经细胞里，同时又让一个钾离子（K^+）到细胞外面去。而AMPA的特点是，一旦激活，便会让一个钾离子从细胞内到细胞外，同时让一个钠离子从细胞外进入细胞内。

知识充电站

谷氨酸对应的受体其实不止AMPA和NMDA，还有一种叫作kainate。但和前两者相比，它的反应速度要慢不少，而且在大脑里的数量也相对少一些，我们现在对它的了解并不多。

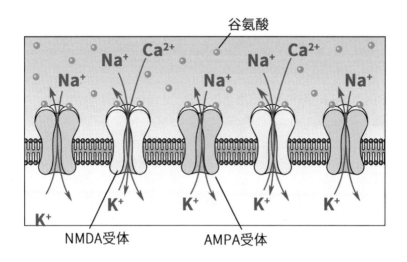

在第二章中，我们已经强调过细胞内钙离子的重要性。在突触后膜中，钙离子可以激活各种各样的酶，进而产生一系列的生化反应，甚至改变基因的表现。当神经细胞内部钙离子过量，一方面神经细胞可能会因为吸水过多而肿大，另一方面钙离子可能会引起细胞内的酶的过度活动，这两方面都会杀死神经细胞，神经细胞要么爆开，要么自己把自己给消化了。所以钙离子，或者说激活NMDA受体，可以让许多神经细胞一下子产生永久性或是长期性的变化。其中一种变化，就是产生长期记忆。

当它们同时被激活，细胞内外的钠离子和钾离子会保持平衡，但细胞内部就会有更多的钙离子。但想要在细胞里搞点事情，要做到产生动作电位这种大工程，就需要团队的力量。当许多谷氨酸同时激活受体，产生足够大的正离子流涌入细胞内，细胞便会产生动作电位。这便是激活了神经细胞，让这个神经细胞"兴奋"了起来。

虽然我不想把故事讲得太复杂，这样容易劝退读者，但这里还想说一下NMDA的另一个特点：NMDA遇到谷氨酸时，便会打开阀门，让钙离子进入细胞，但这一点并不是在所有的时候都有效。

神经细胞的细胞内和细胞外的电压差一般维持在-65毫伏（当然这个只是标准值），这个电压差就叫静息电位。当一个神经细胞处于静息电位的时候，即使有谷氨酸，NMDA也不会开门放钙离子，因为通道是被一个镁离子（Mg^{2+}）从外面给堵住的。只有当神经细胞的电压差（或叫膜电位）已经开始变得没有那么负了，譬如说到-30毫伏了，开始去极化了（翻回35页看动作电位是怎么产生的），镁离子才会从NMDA的通道中让开，让钙离子从外面进入。简单地添加一个这样的性质，和神经细胞的其他活动一起配合，就会让本来非常简单粗暴且单一的功能复杂化。

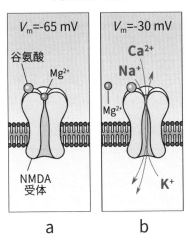

NMDA受体的
两种活动形式

NMDA受体的两种活动形式: a. 在静息电位下，被镁离子堵住，其无法让钙离子通过；b. 在膜电位高于-65毫伏（比如图中的-30毫伏状态下），谷氨酸激活NMDA受体，让钙离子和钠离子涌入神经细胞内，并让钾离子离开。

　　简而言之，兴奋性神经递质的存在会让神经细胞更容易产生动作电位。换言之，当神经细胞被要求产生动作电位的时候，兴奋性神经递质会来推动动作电位的发生，它会加大动作电位完成的可能性。一旦动作电位产生，信息便会沿着神经细胞发送出去。可以想象到它的重要性，大脑中至少一半的突触可以释放谷氨酸，所以谷氨酸被认为是数量最多的神经递质。

既然有神经递质能让神经细胞"兴奋"起来，那有没有起反作用的呢？有的，那种叫作抑制性神经递质。简而言之，抑制性神经递质会减少一个神经细胞产生动作电位的机会。抑制性神经递质的代表叫GABA，是我们大脑中最主要的抑制性神经递质，我们会在下一章专门讲它。有趣的是，谷氨酸是GABA的前体，也就是说，在特定情况下，谷氨酸这种兴奋性神经递质会变化成与自身作用相反的抑制性神经递质。

记忆：我很忙

"虽然我看着似乎无所事事，但在细胞的层面上我其实挺忙的。"这句话在"记忆"这个问题上尤为正确。虽然我估计这本书的读者大多都知道"人类的大脑只开发了10%"这句话是在彻头彻尾地胡扯，但可能还是有部分读者——和我一样——没有意识到一点：当大脑在储存信息的时候，其实整个大脑都没有什么闲着的神经细胞。基本上，我们大脑里的每一个神经细胞都能够产生某种与最近活动相关的记忆。

　　说到记忆，最好把它看成两个步骤：第一步是获得记忆，通过改变神经细胞之间的连接（也就是突触）来解码刚刚获得的感知体验；第二步是巩固记忆，巩固刚刚在突触上产生的变化，让它从短期的变成永久的，这样记忆就被长期记录下来。

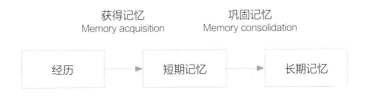

用最简单的话说，记忆，不是通过长出新的神经细胞，而是通过加强或减弱已有的神经细胞之间的连接来记录的。而改变突触的这个过程叫作长时程增强（long-term potentiation，简称LTP）。这是挪威科学家泰耶·勒莫1966年在兔子的海马体里发现的。如果给突触前膜一点刺激，突触后膜会有反应，那如果给突触前膜来一段很强、很多的刺激，突触后膜会怎么样呢？勒莫发现突触后膜会长时间维持一个很"嗨"的状态，而且如果你再给同一突触前膜来点刺激，后膜这种反应还会继续延长。

就有点像，突触前膜得到一个消息，后膜表示"知道了"，但如果突触前膜一下子给后膜发了几十条消息，后膜就会一连串地发各种表情包，并将长时间维持在这种状态。这时候前膜再发一个消息，后膜会"嗨"得更久。当我们说"长"，是有多长呢？就现在能看到的直接证据，这种状态能维持一年，甚至更长。

而LTP就是由谷氨酸调控的，更准确地说，LTP和NMDA受体被谷氨酸激活后引起钙离子涌入细胞这一现象有关。上一节中，我已经比较详细地解释了AMPA和NMDA受体的工作机制。（详情见161页。）如果用药物将NMDA受体给堵住，或是往突触后膜的神经细胞里直接注入钙离子的螯合剂，本该发生的LTP就不会出现。

那钙离子是如何让突触后膜的反应产生变化的呢？在突触后膜中，钙离子浓度升高时，会激活细胞里的一种叫作蛋白激酶的酶。这种酶有两个作用：一个作用是直接

【敲黑板】

螯合物（chelate）是一种复杂分子（或是离子）。螯合物的结构像是螃蟹的钳子，可以将一个中心体，比如钙离子，紧紧夹住，形成一个非常稳定的结构。而可以形成螯合物的就是螯合剂。这里在细胞里注入钙离子的螯合剂，就像是把细胞里的钙离子给"逮捕"了。即使涌入钙离子，它也起不了作用。

作用于AMPA受体，让其工作更高效，让它能够更流畅地让钠离子进入细胞里；另一个作用是直接给膜上添加更多新的AMPA受体。后者也会让细胞的树突变得更粗大，这都可以在显微镜下观察到。

你姑且可以认为，谷氨酸可以引起LTP，而LTP可以长期强化神经细胞之间的连接。这是我们所知的，针对大脑是如何解码记忆这一功能的最主要的细胞机制之一。LTP不仅在海马区的细胞里发生，还在大脑的其他很多区域中存在，包括控制情绪的杏仁核、分泌多巴胺的纹状体等等。虽然在不同的大脑区域中，LTP的产生机制有些许不同，但一致的是，谷氨酸的角色无法被替代。

【敲黑板】

蛋白激酶（protein kinase）是激酶下的最大族群。它专门作用于一些蛋白质，进而改变蛋白质的活性。在细胞里起着信号转导的作用。要用通俗的话说，它就像是我们出国旅行时要携带的变压转换插头。

LTP负责增强连接的强度，那有没有减弱连接强度的机制呢？也有，叫作长时程抑制（long-term depression，简称LTD），在小脑和海马体里都被观察到，小脑中的LTD被认为和运动学习有关，而海马体中的LTD被认为和清除记忆有关。LTD也是由谷氨酸控制的。

这就奇怪了，为什么谷氨酸能够引起两个完全相反的效果呢？关键区别就在于谷氨酸的NMDA受体。在上一节我们提到了NMDA受体不是只听谷氨酸的，它还会受到周围电压差的影响。如果细胞内的电压差很负，NMDA就会被镁离子给堵住。虽然被堵住了，其实NMDA还是能够让一点点钙离子进入细胞的。而这一点点钙离子，因为量小（小于5微摩尔每升），会在细胞内引起其他完全不一样的酶的注意。这群酶叫作磷酸酶（phosphatase），恰好和激酶的功能相反。

你可以把谷氨酸受体想成鸡蛋，把突触后膜想成装鸡蛋的盒子。那LTP就是用激酶多加鸡蛋和增大盒子的容量；而LTD就是用磷酸酶去把一些鸡蛋打碎，并把盒子给剪了。钙离子你这水性杨花的小妖精！

LTP和LTD是突触可塑性的两大支柱，而它们都站在"谷氨酸"这一基石之上。可塑性就是可以重塑的性质，在几乎不变的结构上，增加了可塑的细节，从而进行学习和升级。大脑的这一设置非常迷人。

"金发姑娘原则"

上面说的基本上都是谷氨酸对神经细胞的影响，其实不仅神经细胞有谷氨酸的受体，连胶质细胞也有。

那看到这里，你可能会觉得，哇，既然谷氨酸这么有用，那我们多来点吧！千万别，谷氨酸对大脑来说并不是越多越好。

▍知识充电站

大脑里不仅有神经细胞，还有胶质细胞（glial cell，或glia）。其实胶质细胞比神经细胞的数量多得多。胶质细胞是神经细胞的好伴侣，已知功能是为其他神经细胞提供支持、营养供给、维持稳定的环境以及绝缘。

你知道什么是金发姑娘原则吗？

金发姑娘原则（Goldilocks principle）其实就是"恰到好处"的意思。这个眼来自英国作家罗伯特·骚塞（Robert Southey）的童话故事《金发姑娘和三只熊》（*Goldilocks and the Three Bears*）。讲的是一位金发姑娘进山采蘑菇，经过了一个屋子，见没有锁门就闯了进去。其实这个房子是三只熊的，趁着熊爸爸、熊妈妈和熊宝宝没有回家，金发姑娘试了试三张不同大小的凳子，觉得大的太大、小的太小；又吃了厨房里的三碗粥，觉得太热的、太冷的都不好；又去睡了人家的三张床，觉得太大的、太小的都不好，恰到好处的最好。她坐在恰到好处的椅子上，享用了恰到好处的粥，最后在恰到好处的床上美美地睡了一觉。醒来后，房子的主人三只熊回来了，金发姑娘跳窗逃走，再也没有回来。这个莫名其妙的童话故事莫名其妙地在许多地区都很流行。而很多学科都用 "金发姑娘" 来指代恰到好处。

　　而在神经科学上， "金发姑娘原则" 主要指的就是当一种神经递质（或是药物）同时拥有兴奋性和抑制性两种截然不同的特性时，太多兴奋性不好，太多抑制性也不好，最重要的是找到两者的平衡，通常这个平衡不是一个绝对的点，而是一个区间。只有在这个区间内，才会有最优的表现。而谷氨酸就是 "金发姑娘原则" 的绝佳例子。正常情况下，我们需要的是谷氨酸有恰到好处的浓度，被释放进正确的位置，并且维持恰到好处的时间。太少的谷氨酸会导致人失去意识，而太多的谷氨酸则会损伤神经细胞。

　　而我们的大脑是如何控制好谷氨酸的量的呢？答案在于谷氨酸的来源。如果你仔细阅读了本章开头的 "谷氨酸的个人简历"，你会注意到，谷氨酸没有一个特定的 "籍贯"。

谷氨酸可以从食物中获取，但它不能直接通过血脑屏障，被大脑直接使用。虽然在一些特定情况下，它可以在其他化学物质的帮助下通过血脑屏障，但这不是主要的途径。一般情况下，谷氨酸是直接在突触前膜中合成的。在大脑中合成谷氨酸需要谷氨酰胺（glutamine），它是人体内最多的非必需氨基酸，也是唯一一种可以直接通过血脑屏障的氨基酸。谷类、牛奶、牛肉、鸡蛋、鸡肉、菠菜、味精里都含有谷氨酰胺。谷氨酸和谷氨酰胺之间可以循环变化，这个过程叫作谷氨酸-谷氨酰胺循环（glutamate-glutamine cycle）。当需要谷氨酸的时候，就把谷氨酰胺加工来使用，用多少变多少。

　　这样，大脑就能将谷氨酸的浓度控制在一个恰到好处的量。

扩展阅读

1.本章的许多内容参考了这本教材：Siegel, G., Agranoff, B., Wayne, A., Fisher, S., Uhler, M. eds. (1999) .Basic Neurochemistry, 6th ed. Lippincott-Raven.

2.其实这里有一大块内容我绕开没讲：和谷氨酸相关的各种受体，一共有六大家族，非常复杂。我在本科花了一整年的时间学这一部分，是最劝退的内容！这一部分实在是太难科普了，而且确实——对绝大多数读者来说——受体的细节并不是很重要。如果你对其受体感兴趣，强烈建议你直接去读综述和论文。这里介绍几篇最经典的综述供你参考。

Meldrum, B.S. (2000). Glutamate as a Neurotransmitter in the Brain: Review of Physiology and Pathology. Journal of Nutrition ,130(4S Suppl),1007S-1015S.

Platt, S.R. (2007). The role of glutamate in central nervous system health and disease – A review. The Veterinary Journal, 173(2),278 - 286.

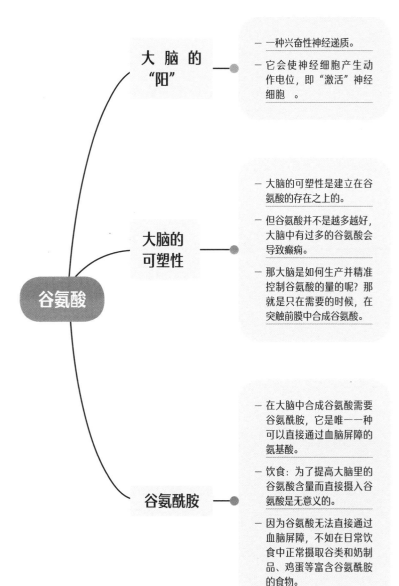

谷氨酸

大脑的"阳"
- 一种兴奋性神经递质。
- 它会使神经细胞产生动作电位，即"激活"神经细胞。

大脑的可塑性
- 大脑的可塑性是建立在谷氨酸的存在之上的。
- 但谷氨酸并不是越多越好，大脑中有过多的谷氨酸会导致癫痫。
- 那大脑是如何生产并精准控制谷氨酸的量的呢？那就是只在需要的时候，在突触前膜中合成谷氨酸。

谷氨酰胺
- 在大脑中合成谷氨酸需要谷氨酰胺，它是唯一一种可以直接通过血脑屏障的氨基酸。
- 饮食：为了提高大脑里的谷氨酸含量而直接摄入谷氨酸是无意义的。
- 因为谷氨酸无法直接通过血脑屏障，不如在日常饮食中正常摄取谷类和奶制品、鸡蛋等富含谷氨酰胺的食物。

08

GABA

GABA对健康的大脑来说极为重要：

太多的GABA导致过度的神经抑制，

进而导致昏迷；

而太少的GABA则会导致癫痫。

GABA

GAMMA-AMINOBUTYRIC ACID

个 人 简 历

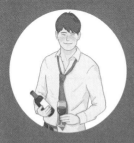

ABOUT ME

我的中文全名是 γ - 氨基丁酸，对科普不太友好，叫我 GABA 就好。注意，这个 GABA 不读 "ga ba"，而应该是 "gan be"。

正如我的双胞胎兄弟谷氨酸所说，他是阳，我便是阴，是抑制性神经递质。

酒精会让人放松就是因为酒精可以辅助我，让我更大更强。抗焦虑药也起着类似的作用。

籍贯

和谷氨酸类似，哪里需要我，我就在哪里出现。几乎所有神经细胞都可以生产我，而且我是从谷氨酸变来的。

常居地

和谷氨酸类似，哪里需要我，我就在哪里出现。

弱点

太多会导致昏迷
太少会导致癫痫

技能

作为抑制性神经递质，抗焦虑和抗癫痫都和我相关。适量的酒精能让人感到放松也是因为我啦！

一点科学史

- 早在 1910 年左右，就有人在各种细胞和组织中找到 GABA，也有一些未被重视的论文（甚至有些都没有被发表）认为 GABA 在大脑中起了一些作用。但和谷氨酸类似，大家无法接受这么简单的氨基酸是一种神经递质。

- 1959 年弗洛里（Florey）和麦克伦南（McLennan）在哺乳动物中提取到 GABA，他们认为这应该是一种神经递质。

- 在此之后，针对 GABA 到底是不是一种神经递质这个问题进入了长达十年的争论。1968 年前后，几篇零散的论文终于解释了各种谜团。针对 GABA 的研究出现井喷，最后在 1980 年前后这一观点被接受。这个结果不是由一个人或是一个小团体得出的，而是整个领域的共同协作。

大脑的"阴"

不夸张地讲，在开始写本章的这一刻，我的手心都在出汗。我读本科的时候，最讨厌GABA了。它的知识点超多，受体也超复杂，而且这还都是药理学必考点，因为它我差点挂科。当时我们专业挂一科就要留级，所以我看着GABA就有些害怕。在写到这章之前，我一直在思考，有没有可能找到一个什么绝妙的借口跳过这一章，然而答案是没有。GABA是一种极为重要的神经递质，而且即使是对普通读者来说，它也非常值得了解。如果说了解前面五种神经递质是为了满足我们的好奇心，那了解GABA就是真的能够在生活中帮助我们理智消费和避坑。

好，那我们现在就开始吧。

正如小标题所说，GABA是我们的大脑中最主要、最普遍的抑制性神经递质，它的存在能够抑制突触。抑制突触的意思就是让突触两头的神经细胞不能够被激活去传递神经脉冲，换言之，突触被强制沉默了。

知识充电站

GABA是如何抑制突触的？

当GABA出现在突触里时，它会和突触前后膜上的某些特定的受体结合，导致细胞膜上的离子通道打开，让带负电荷的氯离子流入细胞里，并让带正电荷的钾离子离开细胞，让细胞处于"细胞膜内负外正"的状态。细胞膜内外的电压差，叫作膜电位，一般情况下，这个膜电位在-50毫伏到-70毫伏之间。如果这个值低于-70毫伏——这个过程叫作"超极化"——会使神经细胞处于暂时的抑制状态。如果GABA消失了，过一会儿膜电位就会慢慢往0靠近，这个过程叫作"去极化"。

GABA对健康的大脑来说极为重要：太多的GABA导致过度的神经抑制，进而导致昏迷；而太少的GABA则会导致癫痫。

癫痫发作的时候，患者会明显不受自己控制地晃动、严重抽搐。其实这就是大脑皮层不受控制地放电导致的，患者会失去意识并失去对身体的控制。

因为发作往往非常突然，人会不受控制，看起来也吓人，在很多地方——无论是大城市还是乡村——患者常遭受各种歧视。我小时候就被家人嘱咐过，离某个邻居远一些，因为她得了羊癫风（羊癫风、羊角风都是癫痫的俗称）。其实这完全是没有必要的。很多人只是偶尔由中毒或是创伤导致单次癫痫；有的人即使会反复癫痫发作，也有很多药物可以控制，药物也很平价易得。

▎知识充电站

中医常用"风"来形容突发性疾病，比如老人脑出血，叫"中风"，儿童突然失去意识，双眼上翻不停抽动，叫"抽风"，而癫痫又被叫作"羊角风"。

癫痫的诱发有多常见呢？过度饮酒、过于兴奋都会导致癫痫。日本动画历史上有一个事件叫"卡通昏迷事件"，有一集动画片（《精灵宝可梦》第三十八集《电脑战士多边兽》）里出现5秒钟的红蓝帧交替闪动的画面，导致685名观众在日本各地同时出现癫痫。除此之外，如果父母常拍打孩子的头部，使得颅内出血，也会导致孩子患上癫痫。

借酒消愁：为什么微醺时人感到放松？

我在读博士以前是完全不沾酒的。但在写博士毕业论文的三个月里，我突然发现了酒精的奥妙。书桌上直接就放着一大瓶金酒（gin），写不出来了，就混着汽水喝两杯，人一下就放松了。

这么说不是要鼓励各位酗酒，酗酒肯定是不好的。但借酒消愁这种行为绝对不仅有戏剧效果，适度的酒精能让人达到微醺的状态，确实有令人放松的效果。那为什么酒精能让人放松呢？

答案很简单粗暴：它和常见的抗焦虑药一样，能够提高GABA在大脑里的工作效率，是GABA的助攻。

现在市场上卖的很多抗焦虑的药都和GABA有关。提高GABA的工作效率，就会给人一种放松的效果，这是因为它作为抑制性神经递质，对大脑有镇定的作用。

焦虑（anxiety）已经成为一个常见问题。焦虑是一种消极的情绪状态，其主要的成分是担忧和顾虑。适度的焦虑对大脑来说相当正常，从心理进化学的角度来看，焦虑是一种防御机制，让我们对新环境可能带来的危险提高防范意识、保持警惕。但是，现在来看，越来越多的时候，我们会过分焦虑，甚至让这种消极情绪影响到正常的生活和工作。虽然我们对焦虑已经很熟悉了，但焦虑的"正常"和"不正常"之间的那条线还是模糊不清的，即使是在临床上也不容易准确地量化，因为每个人的情况都不同，不同的性格也会有影响。

之前在血清素那一章，我们聊到了抗抑郁的药物，其中最常见的一种叫作选择性血清素再摄取抑制剂，通过提高血清素的浓度来达到调节心情的效果。这种药物也会被用来抗焦虑，但见效比较慢。如果需要立马见效，消除急性焦虑，那就需要针对GABA的抗焦虑药物。

这种药物叫作苯二氮䓬（Benzodiazepines）。这种药不仅被用来抗焦虑，还被用来抗癫痫，是一种很有效的镇静剂。它直接和GABA的受体相结合，让GABA受体能够更好地对GABA起反应。换言之，就是GABA的助攻。类似地，酒精也是如此。酒精饮料中的乙醇（ethanol）就和苯二氮䓬一样，作用于GABA的受体，让GABA的作用更强大。

这个道理懂了，我们很自然就能明白，为什么会有研究发现大脑里GABA浓度越高，抗焦虑药的效果就会越好。因为抗焦虑药就是个助攻，如果完全没有GABA，助攻再多也没有用。也因此，抗焦虑药的药效因人而异。

知识充电站

苯二氮䓬是可以通过血脑屏障的。所有能在大脑真正起作用的药物，都必须能够直接或间接地通过血脑屏障。这是相关药物能够起到作用的首要条件。

虽然作用于GABA受体的药物都有抗焦虑、让人放松的效果，但不要高兴得太早，它们也有损害认知和记忆力的副作用，所以要慎用。另外，因为大脑的奖赏系统的神经细胞上也有GABA受体，服用这类药物会间接导致其释放多巴胺。虽然这也让它们的药效更好，但长期服用会让人上瘾。一旦停止，就会出现戒断症状（withdrawal）。同理，酒精也特别容易让人上瘾。酗酒之人，突然停止喝酒也会出现戒断症状。也是因为它们和GABA的关系，焦虑和酗酒这两大问题往往同时出现。

我现在已经很久没有喝酒了。虽然有过一段极为焦虑的体验，但当去掉酒精这一个选项后，我发现也有很多其他方式控制焦虑。

补充GABA就能抗焦虑?

看到这里你可能发现了一个商机:既然抗焦虑药物的原理就是提高GABA的效益,那我直接吃GABA不就好了吗?

和你有相同想法的人有很多,而且这是个巨大的市场。

GABA是市面上最容易找到的大脑营养补充品,没有之一。商家打的旗号,往往就是抗抑郁。如果上淘宝搜"GABA",你会发现各种各样海外进口的营养补充品,除了标准的软糖。在英国亚马逊上搜,还能找到一种叫作"佳叶龙茶(GABA tea)"的茶叶,说是喝了这种茶,大脑的GABA浓度就能提高,比口服的药片见效更快,也能看到很多看起来很真实的好评。它们主打的,不是抗焦虑效果,就是"一吃立马入睡""拒绝胡思乱想"这类帮助睡眠的功效。GABA的确和入睡有关系,这一点我们会在最后一章讲睡眠时聊到。

但其实这类营养剂应该是没有作用的,因为口服GABA没法穿过血脑屏障,不会对大脑起到直接作用。

如果你和我一样无聊,仔细去看这些口服GABA的评论区,会发现有很多好评非常真实,感觉不像是商家自己编的。但即使这些好评是真的,绝大多数也只是由于安慰剂效应。

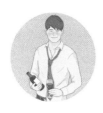

GABA

明明没有效果，为什么这种口服GABA还会被允许作为营养剂销售呢？特别是在欧美地区，他们一般对药剂和营养品的广告控制相当严格，这相当令人困惑。我个人猜测，其背后的逻辑是，虽然没有证据证明它有用，但也没有证据证明它无用，而且也没有明显的副作用，所以姑且把它当成安慰剂使用也是可以的。

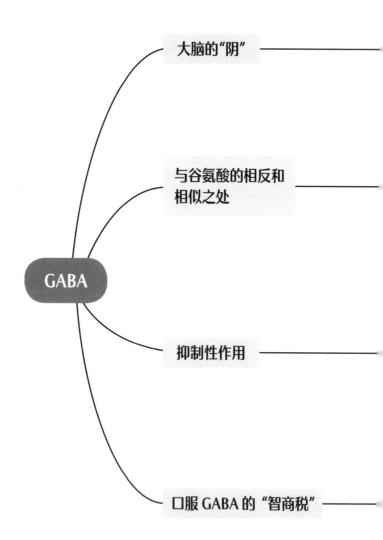

大脑的"阴"

与谷氨酸的相反和
相似之处

GABA

抑制性作用

口服 GABA 的"智商税"

– 大脑中最常见的抑制性神经递质。

– 功能和兴奋性的谷氨酸恰恰相反。

– GABA 太多会导致昏迷，太少则会导致癫痫。

– 和谷氨酸类似，GABA 的浓度也要严格控制，所以 GABA 也是就地合成。

– GABA 其实是从谷氨酸转化而来的（大脑真是会过日子，一点都不浪费）。

– 抗焦虑药物通过辅助 GABA 起作用。

– 酒精让人放松也和 GABA 有关。

– 但多巴胺细胞上也有 GABA 的受体，所以抗焦虑药物和酒精都会让人上瘾。

– 因为 GABA 和抗焦虑药的关系，市面上有很多 GABA 的口服产品。

– 这是"智商税"，因为口服 GABA 不能通过血脑屏障，所以没有抗焦虑的效果。

09

内啡肽

除了运动和吃辣带来的爽，

内啡肽其实和各种愉悦感都有关系。

小到吃糖时的愉悦感，

听欢快的音乐时的愉悦感，

甚至性爱高潮时的愉悦感，都和内啡肽有关。

内啡肽才是真正的快乐物质。

内啡肽
ENDORPHIN

个人简历

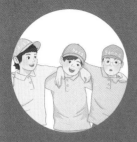

ABOUT ME

我们是三胞胎！α、β 和 γ！我们的结构有些不同，但作用差不多啦！

GABA 不是自称大脑的阴，是最主要的抑制性神经递质吗？我们更"阴"，能够抑制 GABA！

籍贯

脑下垂体（pituitary gland）

常居地

和控制疼痛相关的大脑区域：

— 杏仁核

— 脑干网状结构（reticular formation）

— 脊髓丘硒束（spinothalamic tract）

弱点

— 大脑自产自销的吗啡，又不用担心上瘾，简直无敌。

多运动你就能产生更多内啡肽啦！

技能

通过解除 GABA 对多巴胺的抑制来止痛

还会让人产生很爽的感觉

一点科学史

● 1975 年由两组独立的研究人员同时发现。

知识充电站

一点点科学史

在1975年，内啡肽由两组独立的研究人员同时发现。

苏格兰的约翰·休斯（John Hughes）及汉斯·科斯特利兹（Hans Kosterlitz）首次在猪的脑中发现有α、β及γ三种内啡肽。当时他们称它为enkephalin（脑啡肽，由大脑的希腊文变化而成）。

同一时间，另一组美国研究人员拉比·西曼托夫（Rabi Simantov）和所罗门·斯奈德（Solomon H. Snyder）在牛的脑中发现脑内啡。埃里·西门（Eric Simon）把它称为"endomorphin"，是"内生吗啡"的缩写。事实上吗啡本身并不是肽，但近期的研究发现，人类或其他动物的肌肉细胞组织能产生吗啡。

大脑自产自销的止疼药

内啡肽这名字怪怪的，但如果你知道它的英文全称就能明白它的来源以及功能。内啡肽的英文名是endorphin，它其实是"endogenous"和"morphine"两个单词的缩写。endogenous的意思是"内生的"，在生物上指某种物体生产于体内，和"外生的"，也就是在外界生产然后进入体内的状态相对。Morphine就是吗啡，它是一种鸦片类止痛剂，直接作用于大脑，用于缓解疼痛。制药师将它从罂粟花中提炼出来，起初发现它有让人入睡的作用，因此就以希腊神话当中的睡眠之神——莫耳甫斯（Morpheus）的名字将这种物质命名为"吗啡（morphine）"。总而言之，内啡肽就是一种身体内

【敲黑板】

肽（peptide）指由两个或两个以上氨基酸通过肽键连接组成的一种物质。

肽键是什么呢？是指两个氨基酸（的氨基和羧基）通过脱水连接在一起，而连接在一起的那个位置，就叫肽键。详细地讲，就是两个氨基酸通过肽键合成一个二肽，在这个过程中，一个氨基酸会失去—OH，另一个氨基酸会失去一个—H，两个被抛弃的合成为一个水分子（H_2O）。因此，整个过程也被称为脱水缩合反应。

自产的、类似吗啡的物质，即"内生吗啡"。又因为从化学结构来讲，它是一种肽，所以它的中文名字就是内啡肽。

　　总而言之，正如内啡肽的名字所示，它是一种大脑自产自销的止疼药。虽然内啡肽可以细分为三种：α、β及γ。但它们的主要效果是抑制疼痛信号在大脑中的传递，简言之，就是止痛。当身体感受到疼痛的时候，大脑的脑下垂体会分泌内啡肽。这些内啡肽会兵分两路，一路进入大脑，一路进入身体，双管齐下来抑制疼痛。但有趣的是，在大脑和身体中，虽然内啡肽的止痛功能是一样的，但它们使用的方式完全不同。在身体里，内啡肽通过阻止神经细胞生产一种名叫P物质（Substance P）的痛觉传递物质，P物质少了，痛感就减弱了。而在大脑中，内啡肽则是通过阻止GABA——没错，就是上章的GABA——来止痛的。因为GABA是最主要的抑制性神经递质，它会无差别攻击，能够抑制多巴胺的产生。GABA少了，对多巴胺的抑制也就少了，间接地达到了止疼的作用。它们之间的关系有点绕，但这样的安排恰恰凸显了大脑的奥妙。看到这里，相信你能明白为什么内啡肽一定要被安排在这一章了。

　　有意思的是，大笑可能会刺激大脑生产内啡肽[1]，达到

1. Dunbar, R.I., Baron, R., Frangou, A., Pearce, E., van Leeuwen, E.J., Stow, J., Partridge, G., MacDonald, I., Barra, V., van Vugt, M. (2012). Social laughter is correlated with an elevated pain threshold. Proceedings. Biological Sciences,279 (1731),1161–1167.

提高疼痛阈值的效果。这点很有意思，但仅靠这一篇论文就下定论，说"大笑可以止痛"，就有点过分，大家不要迷信这样明显是"欺负智障"的定论。在实际操作上，如果你崴了腿，在路边大笑是止不了疼的，但肯定会受到路人们关爱"智障"的眼神洗礼，最后上救护车的时候，记得确认那是去骨科医院还是去精神病院的车（开玩笑）。但我们要乐观一点，分手后在大雨中大笑不一定能帮你缓解心痛，但至少能增加一点点戏剧性。

为什么运动后会感到很爽？

没事突然大笑能刺激多少内啡肽分泌，这个问题我们姑且不论。有一件事情能刺激内啡肽分泌一定是真的，那就是做有氧运动。

在做了大量运动后，虽然身体大汗淋漓，但心里却会有一种欣喜、爽快的感觉。这是为什么呢？

这种现象被称为"跑步者的愉悦感（runner's high）"，特指当连续做高强度运动一段时间后——当然，运动强度和时间因人而异——虽然身体疲惫，但你会感受到一种愉悦感。会引起这种现象的运动包括跑步、游泳、滑雪、长距离划船、骑单车、举重、运动舞或球类运动（比如篮球、足球等）。

那为什么运动会让大脑分泌内啡肽呢？是因为当你开始运动的时候，大脑将其看成一种小小的压力。面对压力时，大脑会自动生成内啡肽。而运动能够在短时间内促进内啡肽的产生，是因为高运动量会将你身体的肌肉里的糖原（glycogen）耗尽，这会使你感受到肌肉疼痛，为了让你的身体能够继续运动下去，大脑会释放内啡肽进入身体，给身体止疼。简言之，高运动量会减少糖原，而糖原减少会导致内啡肽升高[1]，进而给人带来快乐。

除了内啡肽以外，运动后的大脑还会分泌一种名叫脑源性神经营养因子（BDNF）的蛋白质。这种蛋白质也是大脑在面对压力，进入"备战"状态下采取的保护措施，特别是保护负责记忆的神经细胞，有时还会起到"重启开关"的作用。这可能也解释了为什么运动之后，你不仅会感到快乐，还会觉得轻松和头脑清晰。

简而言之，运动后很爽的感觉来自大脑产生的内啡肽。

---

1. Milman, S., Leu, J., Shamoon, H., Vele, S., Gabriely, I .(2012). Magnitude of Exercise-Induced β-Endorphin Response Is Associated with Subsequent Development of Altered Hypoglycemia Counterregulation. The Journal of Clinical Endocrinology & Metabolism, 97(2),623–631.

类似的感觉我们在吃辣椒后也会有。红辣椒之类的香辛料中含有辣椒素，摄入辣椒素能刺激内啡肽分泌，辣椒越辣分泌量越高。这些辣椒素同时也是治疗慢性疼痛的药物。这也是为什么有些人吃很辣的火锅会感觉很爽。

除了运动和吃辣带来的爽，内啡肽其实和各种愉悦感都有关系。小到吃糖时的愉悦感，听欢快的音乐时的愉悦感，甚至性爱高潮时的愉悦感，都和内啡肽有关。如果一定要找到一个快乐物质，大概内啡肽才是真正的快乐物质。

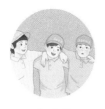

好，问题来了。所以到底谁才是真正的快乐物质？a.多巴胺；b.血清素；c.内啡肽。开玩笑，希望读到这里，你不会再简单地给神经递质安上"快乐物质"这顶帽子了。

内啡肽

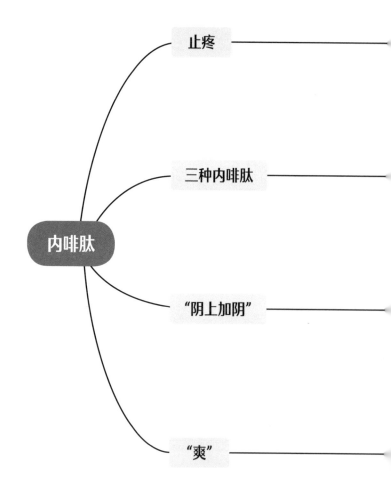

- 大脑自产自销的止疼药。
- 内啡肽止疼的作用是将多巴胺从 GABA 的抑制下解放出来。
- 大笑可能会刺激大脑产生内啡肽，进而提高疼痛阈值，但想要通过大笑止疼，你的那个伤口得足够小才行。

- α、β 及 γ。

- 如果 GABA 是大脑的"阴"，那内啡肽就是"阴上加阴"。因为内啡肽甚至可以抑制 GABA。

- 大量运动后、吃辣、听欢快的音乐、性爱等的愉悦感，都可能会带来一种"爽"的感觉。
- "爽"这种感觉也和内啡肽有关系。

10

一花独放不是春
——睡眠

醒着的时候，

去甲肾上腺素负责行为觉醒，

乙酰胆碱负责激发皮层活动，

同时血清素积累睡眠压力并引起睡意。

一花独放不是春，百花齐放春满园。

到此为止，我已经把大脑里的七种重要的神经递质挨个讲了一遍。但别忘了，大脑是个整体，没有任何一个大脑区域或是化学物质是完全独立的。我们的感知和认知是大脑各个部分合作的结果。所以，最后一章让我们来看看这些神经递质是如何协作完成大脑的各种认知功能的。你将会看到，这些神经递质各司其职，相互影响，谁也离不开谁，只要有一个没在状态，就会出现明显的问题。

前几天我在伦敦街头看到了一张宜家广告海报，让我印象深刻。海报的内容很简单，就是一个面霜瓶子，但瓶子里面放的不是面霜，而是一床被子，瓶子上也不是大品牌的logo，而是"sleep（睡眠）"，下面一排小字"The most natural anti-ageing remedy（世界上最自然的抗老化治疗）"。

每个人的一生，无论长短，都会花将近一半的时间在睡

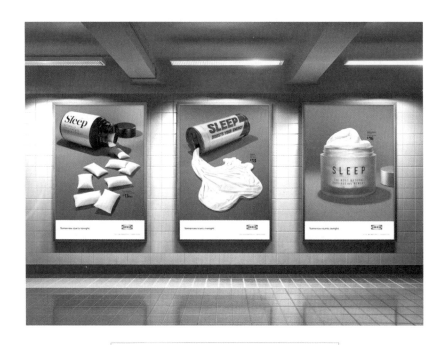

宜家2020年9月广告海报。我最喜欢的创意是最右侧的"Sleep"面霜。Creative: Mother; Production company: The Miss Jones Agency; Photographer: Amy Currell; Stylist: Amy Friend; Modelmaking: Andy Knight Ltd

眠上。睡眠对人的影响可以说是立竿见影，如果前一天晚上没睡好，或是没睡，第二天几乎做任何事都会非常困难。睡眠，就是神经递质共同协作的最佳案例。

"醒着"可没你想得那么简单

我们在聊睡眠的时候，不能只看睡着的那几个小时，更要看醒着的时候。换言之，能醒的那才叫睡眠，睡了醒不了或是不正常地觉醒，那睡眠都会有问题。睡和醒，就像是阴和阳两个方面。学术上我们把这两者间的联系称为"睡眠-觉醒周期"。

首先，该如何定义"醒着"？换一个稍微专业一些的说法，什么是"觉醒状态"？"醒"带有个"星"字，有"由夜到昼"之意。"醒"字本身也指醉酒后神智从昏沉到清爽这一过程。觉醒是指睡眠结束或是还没有入睡的状态，这个状态有两个特点：

（1）行为觉醒（behavioral arousal），也就是你能对外界做出反应。学术上检查一个人是否有行为觉醒的最简单的办法，就是看他的姿势肌有没有肌张力。什么是姿势肌？其实就是用来维持姿势的肌肉。最简单的测试方式，就是看颈脖上肌肉的肌电图（electromyogram，简称EMG），观测肌肉里是否有神经传导。如果有行为觉醒，往往会不自主地控制颈脖的肌肉维持姿势，所以这可以作为一个间接的指标。

（2）脑电觉醒（electroencephalographic arousal），也就是皮层活动（cortical activation），特别是有高频脑波

（γ波，30赫兹以上）。（不熟悉脑电波的先别急，我们接下来会专门讲到。）

来！跟着脑电波的节奏

如果想不敷衍地把睡眠讲清楚，就得了解脑电波到底是什么。你姑且可以将它理解为大脑里神经细胞活动时的节奏。无论你处于什么状态——醒着或是睡着——大脑都会产生各种各样的脑波。按照节奏高低，脑波（主要）可以分为五类。这五种脑波都可以用脑电图（EEG）检测到。

20世纪初，科学家们意识到大脑是靠电流运转的。大脑的最小单位是神经细胞，成年人的大脑有八百亿个神经细胞，而每个神经细胞与其他大概七千个神经细胞相连。每一个神经细胞就像是一个二极管，允许电流由单一方向流过。神经细胞会从与它相连的细胞那里接收到刺激信号，并将微弱的电子脉冲传递到附近的其他细胞。这些电信号通过神经细胞的细胞枝干在大脑中传播，有时候速度能接近每秒119米。虽然每一个神经细胞只能产生微量的电流，但是它们合起来，一个大脑能够产生20安培的电流。

1924年，德国科学家汉斯·贝格尔（Hans Berger）教授独立发明出了能够测量这些由神经细胞所产生的微小电信号的机器，他设计了一套电极系统置于头皮之上，与一示波器相连接，它能够全自动地记录脑内电流图。这套电极系统简称脑电图机，或EEG。

他发现，脑电图机能够检测出脑电波的振幅和频率。波的性质大家在中学物理中应该都学过。振幅是指脑电波所拥有的最大能量值，而频率是指脑电波每秒重复振动的次数。如同我们的声音，惊声尖叫的振幅肯定比小声嘀咕更大，或者说更重，而女性的声音频率普遍高于男性。类似地，脑电波也能够按照轻重、快慢的程度来分类。

贝格尔教授发现，当人完全清醒的时候，脑电波大约每秒振动12到30次，现在我们称这种波为β波；当人醒着但保持放松的时候，脑电波特别慢，每秒只振动8次，也就是8赫兹，现在我们称这种波为α波。

可惜当时学术界根本不相信他。大家根本不相信，那么细微的电流活动，通过头皮上贴着的小小感应器就可以被检测到，所以大多数人都认为他的发现是实验错误，而他的发明是学术欺诈。这让贝格尔教授极其沮丧，他在1941年因抑郁上吊自杀。

他去世十年之后，在美国芝加哥大学读博士的尤金·阿塞林斯基（Eugene Aserinksy）意外发现，睡眠时大脑也有脑电波。不仅如此，他还发现，人在睡觉时眼球会有规律

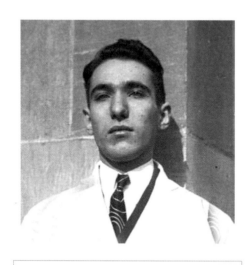

发现睡眠时的脑电波和睡眠时的快速眼球运动的尤金·阿塞林斯基

地做快速运动，他将这一现象称为快速眼球运动。

　　阿塞林斯基立马做了一个实验。他招募了二十个志愿者，每当这些人的睡眠进入到快速眼球运动的状态中时，就唤醒他们。他发现，绝大多数情况下，志愿者都说是在做梦。他将这些发现整合起来，发表了一篇名为《眼球活动及其伴随现象在睡眠中定期出现》的论文，于1953年9月10日发表在《科学》上。这篇论文的发表在神经科学史上是一座里程碑。1953年在生物学历史上是个很特殊的年份，克里克和沃森发现DNA双螺旋结构也是在这一年。

在此之前，科学家对梦的研究，都得通过每天清晨采访睡醒的人对梦的回忆和描述，这些描述不仅不可靠，还无法确定梦到底是在这一长夜中的何时发生的。快速眼球运动的发现一夜间改变了睡眠科学领域，为科学家们指明了一条通往睡眠科学的康庄大道。

原来睡眠那么"复杂"

我们可以把睡眠分为两大阶段，即非快速眼动睡眠期（NREM）和快速眼动睡眠期（REM）。前者又可以细分为三个阶段，即非快速眼动睡眠一期（N1）、非快速眼动睡眠二期（N2）、非快速眼动睡眠三期（N3）[1]。所以睡眠又可以被细分为四个小阶段：N1、N2、N3和REM。

在你准备入睡时，全身放松，脑电波从超过12赫兹的β波，变成了8赫兹的α波。再过几分钟，你的呼吸渐渐变慢，眼球开始左右转动，脑电波会变得更慢，大概只有4到7赫兹，叫θ波。这时你已经进入了睡眠的第一阶段，如果

---

1. 如果你看学术论文，会发现绝大多数论文会用wake-sleep，early/light NREM，late/deep NREM这些说法来指代这三种非快速眼动睡眠期。

此时醒过来，你会觉得自己没有真正入睡。这个阶段中，你可能还会出现"睡前肌肉阵挛性抽搐"，开始时，你会感觉自己在下落，紧接着身体突然一阵抽搐，把自己惊醒。这一现象可能与过度劳累或睡眠姿势不佳有关。

2—5分钟之后，你进入睡眠的第二阶段，你的心率变慢，体温也会降低。这个阶段会出现一种特别的电流爆发的活动，叫"纺锤波"，在缓慢较平的脑电波上看起来像是一个横放的纺锤。纺锤波的出现，对抵抗外部（比如听到的噪声）和内部（比如身体略感饥饿）那些可能将你唤醒的刺激因素起着重要作用。在这个阶段，你全身的肌肉放松，可能会出现打鼾的情况。

20分钟后，大脑开始进入深度睡眠状态。这个时候大脑活动降到最低，产生非常缓慢的 δ 波，只有1赫兹。这个阶段叫作慢波睡眠，又被称为非快速眼动睡眠期。在这个阶段，你和外界几乎完全隔绝，除非闻到烧焦的气味，或是听到非常大声的噪声，否则很难醒过来。如果这时候有人把你唤醒，好长一段时间你都会觉得昏昏沉沉的。直到这个阶段，你都不会出现做梦时的快速眼球运动的现象。这时候把你唤醒，你可能会描述出一些零碎的想法，但不会有像梦境一般完整的故事情节。

再过30分钟，你进入了第四阶段，即快速眼动睡眠期。

这时候，大脑和身体都快速活跃起来，心跳开始变快，呼吸变粗，眼球也开始做快速运动。此时，你的脑干会彻底阻止任何的躯体运动，避免你从梦中醒来。而这期间你就在做梦，如果这时候被唤醒，你能够非常生动地描绘出梦境所有的内容。这期间，脑电波基本上和清醒时无异，但是你的肌肉会非常放松。

要注意的是，只有在晚上睡觉的时候才有机会进入快速眼动睡眠期。这倒不是和光线有关，而是在于睡眠长度。一般情况下，我们需要沉睡60—90分钟后，才会进入第一个快速眼动睡眠期，也才会开始做梦。

做完第一个梦之后，你又会开始重复睡眠的这四个阶段，周而复始。每个周期大概需要一个半小时，每晚大概会经历五个周期。在每两个周期之间，你可能还会经历非常短暂的微醒的状态，这个时候你是清醒的，但由于只有10秒左右，你可能根本没有注意到，醒来也不会记得。

如果一个人的睡眠出现问题，睡眠技师和临床医生可以通过检测大脑的脑电波，来了解被检测人的睡眠情况，评判睡眠的质量。为了准确地监控睡眠情况，一般需要监控被检测人的脑电图、眼电图（electrooculogram，简称EOG）和肌电图这三个指标。而要监控这三个指标，需要分别测量大脑皮层活动、眼球运动和肌肉活动。

　　如下页图所示，你可以看到觉醒、非快速眼动睡眠期和快速眼动睡眠期这三个时间段里，这三个生理指标有显著的差异。简单来说，当你安静地闭眼休息时，脑电波幅度小，且伴有高频的脑电波，你可能会有意识地活动眼睛和肌肉，这在眼电图和肌电图上看，它们的幅度都很大。而正如名字所示，非快速眼动睡眠期和快速眼动睡眠期的最大区别就是有没有快速的、无意识的眼球运动，这通过眼电图就能看出。除此之外，脑电图和肌电图也有区别。在下页图中，非快速眼动睡眠期的脑电图比快速眼动睡眠期的嘈杂（幅度大）得多，似乎很容易看出两者的区别。但在真实的情况下，还是用眼电图和肌电图来配合判定更可靠。从脑电图来看，非快速眼动睡眠期的脑电波比醒着的时候还要激烈，让没有经过训练的人来看，他们可能连快速眼动睡眠期和觉醒期的脑电波都分不清。也难怪九十多年前科学家们第一次记录睡眠的脑电波的时候会以为是机器坏了。

　　在对睡眠的不同阶段有了一些基本概念后，我们接下来看控制"醒"和"睡"的神经递质们。要注意的是，虽然非快速眼动睡眠期被分为三个阶段（N1、N2、N3），但在下面的内容中，我们把非快速眼动睡眠期当作一个整体来看，与快速眼动睡眠期相对应。

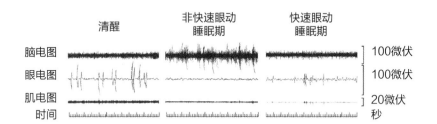

清醒、非快速眼动睡眠期和快速眼动睡眠期三种状态下的脑电图、眼电图和肌电图的示意图。相较之下能够很明显地看出三个状态下的不同之处。图片来源：Vazquez et al., J Neuroscience 22:5597-5605, 2002

	清醒	非快速眼动睡眠期	快速眼动睡眠期
脑电图	幅度小，伴有高频的脑电波	幅度大，且慢	幅度小
眼电图	幅度很大	几乎没有活动	幅度大
肌电图	大	中	小

　　到2020年为止，我们对调控"睡眠–觉醒周期"的神经递质的研究主要围绕以下五种神经递质——去甲肾上腺素、血清素、组胺（histamine）、GABA和腺苷（adenosine）展开。

　　你可能注意到，组胺这种神经递质我们前面并没有细谈。它没有被我列为"七个葫芦娃"之一，不是因为它不重要，恰恰相反，它的功能特别多，其中最有名的还是在调控"睡眠–觉醒周期"这个问题上。我个人认为在讲睡眠时来聊它最为合适，所以把它放在了这里。

　　而在这五种神经递质中，前三种——去甲肾上腺素、血清素、组胺——主要和觉醒有关，它们有相似的放电模式（discharge pattern）。这里的"放电模式"其实是指这些神经递质的"工作时间"，是上白班——即在觉醒时活跃（wake-on），还是上夜班——即在睡眠时活跃。在睡眠时活跃又分为两种，是在非快速眼动睡眠期活跃（NREM-on），还是在快速眼动睡眠期活跃（REM-on）。这三种神经递质都是觉醒时活跃，快速眼动睡眠期时"休息（REM-off）"。

"坐白班"的神经递质

控制"醒"的神经递质主要有三种：去甲肾上腺素、血清素和组胺。

最开始，科学家观察到这三个神经递质都是"坐白班"。这是什么意思呢？就是说分泌它们的神经细胞都是在觉醒的状态下最为活跃，在非快速眼动睡眠期变弱，且在快速眼动睡眠期最弱。换言之，大脑中的神经递质的浓度在觉醒时最高，非快速眼动睡眠期次之，最后是快速眼动睡眠期，即"觉醒>非快速眼动睡眠期>快速眼动睡眠"的模式。这让人自然而然地推测它们可能和保持觉醒有着千丝万缕的关系。但这还不能说明它们和大脑之间的因果关系：是这些神经递质叫醒了大脑呢，还是因为大脑醒着才恰好产生它们呢？

去甲肾上腺素的功能最为清晰明确，它和觉醒有因果关系。简单来讲，抑制分泌去甲肾上腺素的神经细胞，动物就会昏昏沉沉、无精打采，而且很容易入睡（进入非快速眼动睡眠状态）。即使是醒着的时候，大脑皮层产生的脑电波也会变得比平常更缓慢，而且会进入一个同步的状态。相反，当动物熟睡时——无论是在非快速眼动睡眠期还是快速眼动睡眠期——只要激活相应的神经细胞让它们产生去甲肾上腺

知识充电站

2005年发明的神器：光遗传学技术，用光控制神经细胞。

上述结论说起来直截了当，但其实是2010年时才确定的。为什么说起来这么简单的关系，到了最近才明确呢？原因很简单，就是我们一直都没有一个好用的工具，能快速地、精准地控制特定的神经细胞。如果我们想研究大脑到底是怎么正常运作的，必须有一个工具，它能够单独将特定的神经细胞抑制或激活，同时不影响其他细胞的活动。如果直接插一根电极来控制神经细胞也是可以的，但不可避免地会损坏其他大脑区域，更不能精准地控制开关的时间和地点（即作用于哪一个神经细胞）。

2002年，科学界发现一种对光线敏感的细胞膜通道，叫作"光敏感通道"，它被照了蓝光后，会将细胞外的阳离子送进细胞内。想象一下，如果能够把这样的"光感器"装在特定的神经细胞上，我们就可以通过光控制一个细胞的电流活动，岂不是有机会给神经细胞装上开关？三年后，也就是 2005年，美国斯坦福大学的卡尔·迪赛罗斯（Karl Deisseroth）和德国神经科学家格奥尔格·内格尔（Georg Nagel）成功发明了这样的技术，能够使用蓝光精准控制何时抑制和激活神经细胞。这种技术叫作光遗传学技术（optogenetics），并且在接下来几年里迅速发展成熟，在2010年的时候被《自然》评为"年度技术"，同时被《科学》认为是2000年后最大的科学突破之一。我对此印象很深，2010年我刚开始在伦敦大学学院读神经科学本科，当时教授们都非常激动，临时改了课程大纲，专门学了这种新技术。神经科学的所有领域都迫不及待地使用这样的工具去精准控制神经细胞。现在甚至发展到了在动物的头上戴一个头戴式的LED小灯管，就能远程精准地控制皮层表面的神经细胞活动，达到了毫秒级的精准度。如果想要控制大脑深处的神经细胞，可以将极薄的发光二极管植入大脑。现在已经有尝试用这样的技术治疗癫痫和帕金森病的案例了，想象一下它的前景，真是让人精神振奋。

补充阅读：如果你想了解更多信息，可以看看这一篇知乎专栏：brainnews的《光遗传学技术，这一篇就够了》https://zhuanlan.zhihu.com/p/52728555

素，动物就会立刻醒来，前后不超过两秒。这个现象非常清晰地显示了去甲肾上腺素和动物觉醒之间的关系：去甲肾上腺素是因，动物觉醒是果。有了去甲肾上腺素，动物才保持觉醒，而且去甲肾上腺素越多，动物就越活跃[1]。

分泌组胺的神经细胞，只有在动物醒了之后才会被激活。这和去甲肾上腺素有明显区别——是分泌去甲肾上腺素的神经细胞先被激活，动物才会苏醒，所以它有唤醒大脑的

1. Carter, M.E., Yizhar, O., Chikahisa, S., Nguyen, H., Adamantidis, A., Nishino, S., Deisseroth, K., de Lecea, L.(2010). Tuning arousal with optogenetic modulation of locus coeruleus neurons. Nature Neuroscience,13(12),1526–1533.

功能。而组胺则是维持醒的状态。用开车来举例，去甲肾上腺素有着类似点火启动和加油这类改变汽车状态的功能，而组胺则负责让汽车保持前行。

这一关系可以通过转基因小鼠来确认。科学家专门培育了一种天生不能生产组胺的小鼠。通过观察，他们发现这种小鼠到新环境的时候不会失眠。这是一个很有趣也很重要的现象，因为小鼠一般非常容易受到惊吓，如果给它换一个笼子，甚至只是清洁一下笼子里的垃圾，它当晚一定会失眠，一般要18个小时它才能再次回到正常的日夜循环，而进入熟睡则需要更长的时间。而这些天生没有组胺的小鼠则完全没有这样的习性，它们完全不介意换新环境，而且到了新环境也能倒头就睡。与此同时，这些没有组胺的小鼠还会有更长的快速眼动睡眠期，醒时大脑的脑电波也更缓慢。这些都证明了组胺对维持不睡

【敲黑板】

基因敲除技术（gene knockout）

简单来讲，就是将小鼠的基因进行修改，比如删除一些特定的基因，使得出生后的小鼠完全没有相关的基因，身体里自然也不会有相关的功能。打个比方，我们预测某种蛋白质和睡眠有关，那就可以在小鼠的胚胎中删除一节专门生产这种蛋白质的基因，这样小鼠出生后就天生缺少这种蛋白质。如果这只转基因小鼠在其他地方和普通小鼠一样，只是无法睡眠，就证明了这种蛋白质确实对睡眠有重要作用，进而证明我们的猜测是正确的。

的状态起着重要作用。

虽然和去甲肾上腺素类似，血清素也是在动物醒着的时候浓度最高，但如果仔细观察分泌血清素的神经细胞，就会发现两者的激活率截然不同：分泌去甲肾上腺素的神经细胞是随机激活的，没有固定节奏，而且动物越警醒，激活率越高，这和去甲肾上腺素那一章的内容一致；而分泌血清素的神经细胞则不同，只要醒着，它们就会稳定地、有规律地、有节奏地激活。血清素和睡眠相关的作用其实我之前仔细描述过，它有让人产生睡意的作用。如果大脑不产生血清素，你就会失眠，一直保持醒着的状态。简单来讲，血清素像是一个时间沙漏，你醒着的时候，沙会慢慢堆积起来，沙堆得越高（睡眠压力越高），你就越想睡觉。而你一入睡，大脑就会减少新的血清素的生产，血清素会逐渐从大脑中消失，等你睡足醒来时，沙漏再反转过来，重新开始计时。这样周而复始，平衡了人觉醒和睡觉的时间，让你即使知道是白天，也会顶不住睡意去补眠。

仔细想想，分泌血清素的神经细胞那稳定、有节奏的激活率，是不是如同时钟一般？这真的挺奇妙的。

那知道这些对我们有什么用呢？

在血清素那一章中，我曾提到过一种抗抑郁药，叫作选择性血清素再摄取抑制剂。从名字就能看出，这种药会选择性地阻止血清素被细胞再次摄取，这使得血清素能够在突触中停留更长时间，延长血清素的作用，提高它的效率。换言之，这种药会让大脑中的血清素含量保持在一个比较高的状态。从20世纪80年代以后它就被用来治疗重度抑郁症和强迫症。盐酸氟西汀、帕罗西汀、艾司西酞普兰这些常见抗抑郁药物都属于SSRI。

　　类似地，有一种抗抑郁药叫作血清素和去甲肾上腺素再摄取抑制剂（又称5-羟色胺和去甲肾上腺素再摄取抑制剂，serotonin-norepinephrine reuptake inhibitor，简称SNRI），这种药顾名思义可以同时使得大脑中的血清素和去甲肾上腺素两种神经递质一直保持在一个比较高的浓度，延长它们在大脑中停留的时长。这种药虽然不如SSRI用得广泛，但它的作用更多，被用于更多的精神相关的疾病治疗。而这类抗抑郁药的一个很有名的副作用就是会让人失眠。看完前面的内容，你已经知道去甲肾上腺素和血清素都有控制觉醒、抑制睡眠的作用，自然也不会对这个副作用感到意外。

　　但这是个很大的问题，因为很多重度抑郁患者本身就有失眠的问题。我们可以用抗抑郁药来治疗抑郁，改善情绪，但它的副作用却让人失眠更加严重。医生往往会嘱咐患者不要在晚上睡觉前服用SSRI或SNRI，而应该在早上服用，以此来将失眠的副作用降至最小。有时患者也会被建议同时服用短期镇定催眠剂，比如艾司佐匹克隆（Eszopiclone），这样双管齐下，以同时达到改善情绪和改善睡眠的目的。

再比如说，多塞平（Doxepin）是一种三环类抗抑郁药（Tricyclic antidepressants，简称TCA）。其实TCA已经被之前提到的SSRI和SNRI替代，但多塞平有时还是会被推荐给老年患者来缓解失眠问题。而这个药有这样的效果是因为它是一种抗组胺药（专业点讲，它是组胺受体的拮抗剂），可以降低组胺的效果。因为组胺有维持觉醒的作用，降低组胺的效果就能帮助到失眠患者，这种药尤其在老年患者身上效果显著[1]。

1. Krystal, A.D., Durrence, H.H., Scharf, M., Jochelson, P., Rogowski, R., Ludington, E., Roth, T .(2010) .Efficacy and Safety of Doxepin 1 mg and 3 mg in a 12-week Sleep Laboratory and Outpatient Trial of Elderly Subjects with Chronic Primary Insomnia. Sleep, 33(11),1553–1561.

Krystal, A.D., Lankford, A., Durrence, H.H., Ludington, E., Jochelson, P., Rogowski, R., Roth, T .(2011) .Efficacy and Safety of Doxepin 3 and 6 mg in a 35-day Sleep Laboratory Trial in Adults with Chronic Primary Insomnia. Sleep ,34(10),1433–1442.

Roth, T., Rogowski, R., Hull, S., Schwartz, H., Koshorek, G., Corser, B., Seiden, D., Lankford, A .(2007) .Efficacy and Safety of Doxepin 1 mg, 3 mg, and 6 mg in Adults with Primary Insomnia. Sleep, 30(11),1555–1561.

最后我要再次提一下莫达非尼。在去甲肾上腺素那一章，我曾提到过这种药，它作为一种认知增强剂，被许多考生使用，以求提高考试成绩和表现。其实莫达非尼主要是用来治疗发作性睡病的。有发作性睡病的人，会在白天时常无征兆地突然入睡，还可能会突然无力摔倒，他们的快速眼动睡眠也不正常。要注意的是，这种病不是让人"睡太多"，而是让人一直处于极度睡眠不足的状态。想象一下你每次熬夜时第二天的状态，发作性睡病患者会一生处于那个状态。虽然这种病暂时无法被治愈，但莫达非尼能起到一定的作用。莫达非尼还会被用于治疗"轮班工作睡眠障碍（shift work sleep disorder）"，这种病正如其名，是有些人因为需要轮班工作，常常倒夜班而导致的睡眠问题。到2020年末为止，我们还不清楚莫达非尼的工作机制，并不能完全理解它到底是如何治疗发作性睡病的，但已知的是，它作用于多个神经递质系统，包括提高分泌组胺的神经细胞的活跃程度，这可能就是莫达非尼可以帮助维持清醒的原因。

其实多巴胺也是"觉醒时活跃，快速眼动睡眠期休息"，而且多巴胺通常会激发伴有愉悦感的觉醒，也应该列在此处，但它对睡眠的影响机制我们了解得还比较少，大多还是集中在它的奖赏功能上，所以在此不专门细谈。

得丘脑者，得睡眠

正如之前提到的，睡眠可以分为两个阶段： 非快速眼动睡眠期和快速眼动睡眠期。

我们先来说说非快速眼动睡眠期的两种神经递质：GABA和腺苷。

在第七章中，我们已经介绍过GABA，它是大脑中最常见的抑制性神经递质。基底前脑有一撮分泌GABA的神经细胞，专门在非快速眼动睡眠期活跃。因为GABA是抑制性的神经递质，基底前脑又有激活皮层的功能，抑制住这个区域，则让人进入睡眠，这个道理比较清晰简单。这也使得很多安眠药都和GABA相关。

腺苷这种神经递质我们在前面没有专门的章节讲过，原因很简单，因为它最重要的功能是促进睡眠，最适合放在这一章讲。和GABA类似，腺苷也是一种抑制性的神经递质。如果往大脑里的脑室（cerebral ventricle）里直接注入腺苷，动物的清醒度会立马下降，迅速进入非快速眼动睡眠期。腺苷和血清素有点类似，醒的时间越长，腺苷越多，你越想睡觉。腺苷的一个主要的功能是抑制（负责清醒下认知活动的）乙酰胆碱。当大脑处于清醒状态下时，乙酰胆碱对很多认知活动都起到关键作用。我们醒的时间越长，腺苷浓度越高，乙酰胆碱越被抑制得翻不了身，自然而然地就记不住东西，没法好好工作。那这么说，如果把腺苷给抑制住，我们就能熬夜干活啦？

没错。咖啡里的咖啡因可以抑制腺苷，就是因为这样，喝咖啡才有令人清醒的功效，咖啡成了广大打工人熬夜加班的利器。咖啡是世界上使用最广泛的认知增强剂，没有之一，之前提到的"聪明药"莫达非尼和安非他命跟它相比都是渣渣。所以要记住腺苷的功能极为简单，记住咖啡就好了。

我们再来说说控制快速眼动睡眠期的乙酰胆碱。如果健康的年轻人服用一种会抑制乙酰胆碱传递的药物东莨菪碱，快速眼动睡眠期就会被抑制，快速眼动睡眠期起始时间会大大延迟。一般来说，晚上入睡90分钟后第一次快速眼动睡眠期就会开始，但如果睡前吃了这种抑制乙酰胆碱的药物，快速眼动睡眠期的起始时间就会延迟到入睡3小时以后。换言之，如果乙酰胆碱不好好工作，快速眼动睡眠期就不能正常出现。这个实验是在1969年做的，是第一个直接研究人类快速眼动睡眠期和神经递质的实验。几年后，另一组科学家进一步研究了乙酰胆碱在快速眼动睡眠的功能。这

次他们使用了一种会增加大脑内乙酰胆碱的药物毒扁豆碱
（Physostigmine）。他们给正在非快速眼动睡眠期的人注
射这种药物，发现这些人很快就会进入快速眼动睡眠。换言
之，乙酰胆碱的增强会促进快速眼动睡眠的发生。有意思的
是，如果给醒着的人注射提高乙酰胆碱的药物，却没有效
果，人不会进入睡眠，更不会进入快速眼动睡眠。这说明乙
酰胆碱控制睡眠的能力是按情况而定的，它在不同情况下，
有不同的作用。

但乙酰胆碱是怎么办到这一点的？又能引起快速眼动
睡眠，又能维持觉醒？它怎么做到身兼完全相反的两个工作
呢？这个问题还没有一个确定的答案，但根据一些新的发
现，我们有一些猜测的方向。首先，正如之前讲乙酰胆碱时
提到的，人的大脑里有三个乙酰胆碱的"出生地"，出生地
不同，它们最后也会被分配到不同地方。而最终分配的地
方，又可以简单地分为两派，一派包含蓝斑核和丘脑，另一
派则为基底前脑。同样的乙酰胆碱，在不同的地方就会有截
然不同的作用。

前者会通过抑制蓝斑核里分泌去甲肾上腺素的神经细
胞来达到抑制觉醒的目的，同时影响丘脑让人做梦。而后者
则会激活基底前脑，进而激活大脑的前额叶，也就是负责决
策、思考和控制的区域，使其保持活跃，这也和我们在乙酰

胆碱那一章中提到的由乙酰胆碱负责的各种认知功能相关。这两派产生乙酰胆碱的神经细胞有一个明显的区别，那就是它们跟血清素的关系。前者会被血清素抑制，而后者不会。当人清醒的时候，血清素高，负责快速眼动睡眠的乙酰胆碱被抑制，自然就不会引起快速眼动睡眠，而负责维持清醒的乙酰胆碱则不受影响，这就给清醒的状态再加了一把火，让人继续清醒下去；而到了该睡觉的时候，血清素变低，抑制不住往蓝斑核和丘脑分泌乙酰胆碱的神经细胞了，人自然就进入了快速眼动睡眠。乙酰胆碱这两派的关系，就像是双胞胎玩跷跷板，一头高另一头就低，相互切换，而这跷跷板就是血清素。

因为另一种神经递质的影响，一种神经递质能够参与到两个截然不同但又有些相似的状态。大脑真是物尽其用啊，用仅有的几张牌控制全场，实在是太妙了。也正因为乙酰胆碱的参与，睡眠才会有快速眼动睡眠期这么一段类似清醒的状态，而在快速眼动睡眠期，一个很有趣的现象会发生：梦境。

"影响丘脑让人做梦"，接下来我来解释一下这句话的意思。

在睡眠中，丘脑可以说是兵家必争之地。既然这里聊到了丘脑，咱们打岔一下，聊聊梦是从何而来的。

大脑非常神奇的一点在于，看见、听见似乎是一些很简单的事情，但细细一想，却又非常复杂。因为大脑做得太好了，让你完全没有感觉到它需要用力工作。这种无缝衔接，让绝大多数人根本无法意识到自己并不一定生活在现实世界中，现实只是大脑给我们的一个解释而已。

我们用视觉举例子。

牛顿发现白光是由红、橙、黄、绿、青、蓝、紫七个颜色的光线组成的。当白色的自然光照到物体上，物体会反射某种颜色的光线，这种光线进入人的眼睛，落到视网膜上，通过视网膜上的视锥细胞和视杆细胞，物理光线被转化为神经信号。但这只是视觉的开始而已。

你可以把这整个流程当成一个快递公司的送货系统。光线所含有的信息就是一个个包裹，从外界的不同位置，送入眼球。而视网膜上视锥细胞的工作就是分收快递，然后按类别打包，带有视觉信号的包裹会被眼球背后的视神经送往大脑。

其中10%的信号，会先被送到一个中脑上丘去。之所以叫上丘，其实就是因为它像一个鼓出来的小山包。这部分信息帮大脑控制眼球运动，或是辅助我们做一些无意识、下意识的反射行为，例如有强光时，人会下意识做出举起手或转头这种能保护眼睛的动作。

而剩下90%信号的包裹会继续往后脑勺走，经过几个中转站，其中一个叫作丘脑，这基本上就是个各种感知信号的集合中转站，然后再由丘脑送到后脑勺的视觉皮层。视觉皮层收到视觉信号后再进一步把信号分类，让我们能真正地看到，比如光线的颜色、强弱、形状、方向、运动轨迹等等，再进一步实现阅读、识别人脸、看电视等等这些复杂的任务。

为什么我要花这么多时间来讲大脑是怎么看到的，是因为我们的梦境往往是有不少视觉信息的。那这些信息从何而来呢？或者换一个问法，梦是从哪里得到素材的？现在的理论认为，梦境的本质是脑干所产生的随机神经信号。脑干是脑和脊椎连接的部分，它负责调节、维持我们的各种身体生理状态。

睡眠状态下，脑干还处于活跃状态。没事干的脑干会发出一些随机信号，空闲的视觉皮层在接收到这些随机信号后，也不管这些信号从何而来，就把它们当成普通的视觉信号来处理，进而产生了无意义的图像。

刚刚我们说到丘脑，它是决定我们是看见还是梦见的一个关键地方。

当我们做梦时，丘脑不再对来自眼睛的信号做出反应，当然，这时候的眼睛没有开张，压根没信号，但你即使透过眼皮看到一些光，丘脑也会帮忙抑制这种视觉信息，让你好好睡觉。与此同时，丘脑接受了脑干的控制。但丘脑也什么都不知道，也不管它收到的信息是来自眼球还是脑干，只是一股脑地将它们转送给视觉皮层。

让我们想象一下，正闲着没事干的视觉皮层会做什么。大半夜的，丘脑送一堆文件过来，数量多，而且还杂乱无章。视觉皮层并不知道这是从哪儿来的，它以为这就是眼球送来的。

于是，它会像在我们白天看到现实世界一样，从这些无意义的文件中理出个思路。为了看懂这是什么，大脑会竭尽全力，还会帮助视觉皮层从主管记忆的大脑区域那里获得记忆和知识。利用这些，视觉皮层把残缺的视觉信号补全成能看的图像，而这些图像又交织了我们的记忆、情绪，变成了各种各样有些怪异但似乎有些象征性的故事。这就是梦了。

简而言之，控制丘脑，就能控制对外界的感知，如果我们一直对外界保持警醒，就不可能睡着。换言之，得丘脑者，得睡眠。

　　当然，除了来自内部的随机信号，做梦的大脑其实并没有与外界完全隔绝。比如，有人听到蜜蜂的嗡嗡声，可能就会梦见自己被叮了；如果朝熟睡的人洒水，熟睡的人可能会梦见下雨或是公寓被淹了。

　　总而言之，梦其实就是一种被动的想象。

　　虽然我本身不是研究梦和睡眠的，但我觉得这个现象揭示了大脑一个非常根本的特性，那就是"讲故事"。这一点很令人细思极恐。

　　我常常想，从古至今，我们不断在寻求一个能够解释宇宙间种种现象的答案，这种行为是不是就是一种寻求故事的过程呢？那我们现在关于宇宙的种种理论、理解，是不是就好像白日梦一样呢？把身边的信息拼起来，形成故事，这是不是就是我们理解、认识宇宙的方式呢？而这种方式是正确的吗？是真正客观的吗？这就值得我们考虑了。

　　当我们大脑的硬件有致命缺陷时，我们所认识的逻辑和客观又是什么呢？

　　这已经是哲学范畴的问题了。

知识充电站

动物会做梦吗？

动物是怎么睡觉的，这本身就是个很有意思的事情。虽然大多数的有四条腿的陆地动物——像是牛、马、犀牛——都可以站着打盹，但要进入快速眼动睡眠期，就得完全躺下才可以。人的梦大多都是在进入快速眼动睡眠时发生的，而大多数的哺乳动物也有快速眼动睡眠。

1959年，法国神经科学家米歇尔·朱费（Michel Jouvet）曾在猫身上做过实验，他抑制了负责在快速眼动睡眠状态下抑制身体运动的脑干区域，这样，在睡眠过程中，如果大脑有动作指令，就不会被脑干抑制，而会直接传递到相应的身体部分，进而产生动作。在脑干区域被抑制后，猫会在睡眠中做出各种各样的动作，譬如说扬起头，像是在看什么东西，或是在观察、监视什么东西，随后进入争斗状态——这些动作似乎都说明，猫在睡眠中会做梦。

但也有可能这种梦和我们所做的梦不一样。

2001年神经科学的顶级期刊《神经细胞》上也发表过一篇论文[1]，美国麻省理工学院的神经科学家马修·威尔逊（Matthew Wilson）和肯维·路易（Kenway Louie）用电极检测小鼠大脑的海马区——这是负责空间认知的大脑区域——的神经细胞活动，发现这些负责空间感

---

1. Louie, K., Wilson, M.A. (2001). Temporally Structured Replay of Awake Hippocampal Ensemble Activity during Rapid Eye Movement Sleep. Neuron, 29(1),145–156.

知的细胞，在小鼠进行迷宫探索时或是睡眠时的活动是相似的。换言之，在睡眠时，小鼠似乎也在大脑中想象自己在迷宫中探索。

相似的结果也在鸟的大脑中出现。芝加哥大学生物学家阿米什·戴夫（Amish Dave）和丹尼尔·马格赖许（Daniel Margoliash）研究了斑胸草雀的大脑后，发现它们似乎会做梦。这种鸟有很美妙的歌声，但这并不是它们天生就拥有的，需要后天学习。

在鸟清醒的时候，它们大脑里有一个叫作古纹状体粗核（robutus archistriatalis）的大脑区域负责歌曲节奏的产生。如果将电极插入这个大脑区域，就会发现这里的神经细胞的活动和鸟正在唱的歌的节拍是吻合的，甚至可以通过神经细胞的活动情况推测鸟要唱什么音符，进而还原鸟正在唱的整首歌曲。

等鸟睡着的时候，他们继续观察这个区域的神经细胞的活动，惊讶地发现，睡梦中这些神经活动不是完全随机的，而像是鸟白天学过的歌曲。似乎这些鸟睡觉的时候也继续在脑海里练习着唱歌，说明它们可能是在做梦，梦中充满了歌声。

而且睡眠中还能发生更复杂的梦。2015年，在伦敦大学学院的实验心理学家雨果·施皮尔斯（Hugo Spiers）博士带领团队发表的一篇论文中[1]，研究人员先让小鼠看了看房间A中的食物，但只能看不

---

1. Ólafsdóttir, H.F., Barry, C., Saleem, A.B., Hassabis, D., Spiers, H.J. (2015). Hippocampal place cells construct reward related sequences through unexplored space. eLife ,4,e06063.

能吃，然后，他们把小鼠安置在房间B休息，小鼠醒后，便可以自行跑到房间A去吃东西。在整个实验过程中，研究人员记录了小鼠大脑中负责空间认知的脑细胞的神经活动。他们发现，当小鼠在睡眠时，它的大脑会模拟路径，想象它跑去房间A吃东西的过程。重点是，在此之前，它还没有实际跑过这个路径，这件事情还未发生。

这个实验的结果解释了，为什么当海马体受损后，患者便不能够在大脑中想象未来的计划。在探索过程中，哺乳动物会在大脑海马区迅速地将身边的环境想象出来；而在睡觉时，海马区持续想象在这个环境中探索的过程。换句话说就是，睡觉的时候也在想象这个虚拟地图里走来走去，以此来巩固记忆。这个研究最有意思的一点是，海马区在睡眠状态下计划着、想象着从未发生的事件，换言之，它在"想象未来"。

这种在睡眠中的想象过程很有可能形成了梦境。但这并不能直接证明小鼠在做和我们类似的梦，我们也不知道它是否主观意识到了这些梦境，对它来说，做梦又是怎样的体验——这些可能只能直接去问小鼠才知道了。

苏醒时

- 去甲肾上腺素负责行为觉醒。
- 乙酰胆碱负责激发皮层活动。
- 血清素积累睡眠压力并引起睡意。

睡眠中的神经递质们

睡眠时

- GABA 负责促进非快速眼动睡眠。
- 腺苷抑制皮层活动。咖啡因可以抑制腺苷，所以是我们的熬夜神器。
- 乙酰胆碱会在快速眼动睡眠期加强，这大概和快速眼动睡眠期的记忆巩固有关。

神经递质的"封神榜"：
科学史盘点

写到这里，关于神经递质的科普要暂时告一段落了。越写我越觉得，这样一本专门讲神经递质的科普书早就该存在。

历年来，诺贝尔生理学或医学奖有24次颁给了神经科学，其中有四次都是颁给了神经递质相关的发现。

1936年给的是奥托·勒维（德）和亨利·戴尔（英），因为他们发现了神经细胞之间也可以用神经递质传递信息，同时发现了第一个神经递质，也就是乙酰胆碱。

1963年给的是艾伦·霍奇金（Alan Hodgkin，英）、安德鲁·赫胥黎（Andrew Huxley，英）和约翰·埃克尔斯（John Eccles，澳大利亚）。前两人是师徒，他们提出了一个很简单的数学模型来解释电信号是怎么在神经细胞中产生并传递的，这就是大名鼎鼎的霍奇金-赫胥黎模型（Hodgkin-Huxley model）。而埃克尔斯发现了神经细胞之间的信号如何传递，如何保证传递的方向，不同的神经信号又是如何通过突触产生的。

　　1970年给的是伯纳德·卡茨（英）、朱利叶斯·阿克塞尔罗德（美）和乌尔夫·冯·奥伊勒（丹麦）。这三位进一步研究了神经递质是怎么在突触里工作的。卡茨主要研究了乙酰胆碱，并发现当一个电信号到达突触时，上百万的乙酰胆碱分子会被包裹在一些小袋子里面，并迅速地释放到突触之中。在这个打包释放的环节中，钙离子起到了关键性作用——就是钙离子把这些装满神经递质的小袋子放出去的。而阿克塞尔罗德则发现了在被用完后，神经递质是如何被移除的。他还发现不同的神经递质移除方式不同，比如说乙酰胆碱是被特殊的酶抑制而被移除的，去甲肾上腺素则是被直接释放它的那些神经细胞给吸收了回去。他还进一步发现了突触在传递化学信息后是如何"处理事后问题"的，因此还发明了新一代的抗抑郁药物。奥伊勒发现了另一种重要的神经递质——去甲肾上腺素，并了解了它的基本功能，还发现它能够控制血压，因此在临床上出现了相关的抗血压药物。

　　2000年给的是阿尔维德·卡尔森（瑞典）、保罗·格林加德（Paul Greengard，美）和埃里克·坎德尔（Eric Kandel，美）。他们发现了多巴胺的作用，并建立了多巴胺和帕金森病之间的关联。

　　虽然这些奖项从时间上看似乎离我们很远了，但说一下我个人浅薄的看法：这个领域其实还在"前牛顿时代"，这几个获奖的发现，只是人类在知识的围墙上挖的几个比较明显的洞而已，到现在还只是管中窥豹，没有一个完整的理论框架。

后 记

这本书的诞生，有些坎坷。

我开始写这本书的时候，是2019年夏末。那个夏天伦敦特别热、特别干，天天万里无云，让人相当焦躁。

当时我正准备离开母校伦敦大学学院，计划去美国加利福尼亚理工学院工作。书稿写得非常顺畅，文字如汽水中的气泡一样涌现，在工作之余，我仅用了一个月就完成了这本书的第一个版本。可后来在出版过程中反而遇到了诸多困难，这让我特别沮丧，有数次想着干脆就放弃算了。

那时我才意识到，作为一名科普作者，我曾经多么幸运。

从2013年我开始在知乎回答问题，到2016年出版第一本纸质书，再到2021年，在知乎上我已经有了45万关注者。这一路上，我真的是顺风顺水。但顺风顺水并不是常态，可能是因为自己意外得到的一些光环，一路上被无声地开了很多绿灯。

　　与此同时，我也意识到这些光环和幸运并不是内容质量的保障（我早就该意识到这一点）。所以在准备书稿时，我不断用"excelsior"（拉丁文，意思是"even higher"，可以翻译为精益求精）这个词来鼓励自己，以求做到更好。虽然这本书还不完美，但我很喜欢它，希望你也喜欢它，希望它能帮助到一些对大脑感兴趣的人。

　　写这个后记的时候，已经是2021年3月底了。窗外的木兰开了，它们站在漂亮的树枝上，朝着蓝天开放，那样子就像鸟一般，特别美。

　　我没有按当初的计划去加利福尼亚理工学院工作。2019年末，当我正准备买去加利福尼亚的机票的时候，我发现自己怀孕了。几经考虑，我决定不去加利福尼亚，留在英国（现在看来这是一个极为正确的决定）。当疫情席卷英国的时候，我幸运地找到了现在在牛津大学的工作。虽然现在我可以用寥寥数语云淡风轻地描述那一段日子，但在那段时间里，"怀孕+疫情恐慌+临时找工作"，这三件套直接让我把这本书里提到的很多神经递质带来的效应体验了一遍：失眠、焦虑、抑郁、对糖分的超乎寻常的渴望、记忆力的下降等等。那段时间我常常独自一人坐在厕所里安静地感受这些，一方面觉得很痛苦，一方面又觉得大脑太神奇了，仅靠有限的配方就能创造出这么多复杂的体验，构成了我们的人生。

现在我回想起过去一年多的日子，几乎已经记不起那些体验是怎样的了，像是在看别人的故事。

去年夏末，我的女儿出生了，名为"如饴"。也正如她的名字一般，我们现在每天的日子就像是吃了糖一样甜。

最后的最后，我要俗套地进入致谢环节。

首先，我要谢谢我的先生。为了能让我专心工作，他负担起了全部育儿工作和家务。谢谢他的支持，没有他的支持，我不可能有时间或精力在完成工作之余还能写书。

其次，本书的部分书稿于2019年秋天在知乎上以电子书的形式出版，之后有多位读者通过不同平台和各种方式给我提了对书稿的意见和反馈，也有很多读者专门私信来表达对该书内容的喜爱和对纸质版的期待。这里要特别感谢知乎读者MooYu、雾雨云歌、Fluoxetine和翼·风，他们把自己在阅读过程中发现的问题和感到困惑的地方都详细地记录了下来，并告知我。对这点我真的十分感谢，自己的书能够被读者如此认真对待，这是对一名科普作者最高的奖励。

还要感谢北京大学的博士生田雨从同行的角度对本书初稿的逐字阅读和提出的宝贵建议。

再次，我还想感谢我的朋友刘柯。如果没有她，我也不会坚持在知乎上做神经科学科普，如果没有知乎，我也不可能有机会出科普书，更不会有这一本书的诞生。这是我最满意的一本，所以要特别地献给她，感谢她过去九年的帮助与鼓励。真心希望有更多的科普工作者遇到这样的朋友。谢谢你，刘柯。

最后，感谢你，亲爱的读者。谢谢你购买这本书，并看到这里。希望我们有机会再见。

赵思家

2021年3月30日清晨

于英国伦敦

©中南博集天卷文化传媒有限公司。本书版权受法律保护。未经权利人许可，任何人不得以任何方式使用本书包括正文、插图、封面、版式等任何部分内容，违者将受到法律制裁。

图书在版编目（CIP）数据

大脑通信员：认识你的神经递质 / 赵思家著 . --
长沙：湖南科学技术出版社，2022.1
ISBN 978-7-5710-1365-3

Ⅰ . ①大… Ⅱ . ①赵… Ⅲ . ①脑神经—普及读物 Ⅳ .
① R322.85-49

中国版本图书馆 CIP 数据核字（2021）第 255967 号

上架建议：大脑·科普

DANAO TONGXINYUAN：RENSHI NI DE SHENJINGDIZHI
大脑通信员：认识你的神经递质

作　　者：赵思家
出 版 人：潘晓山
责任编辑：刘　竞
监　　制：毛闽峰
策划编辑：李　颖　陈　鹏
特约编辑：赵志华
营销编辑：刘　珣
封面设计：左左工作室
版式设计：潘雪琴
书籍插图：好的山姆
出　　版：湖南科学技术出版社
　　　　　（长沙市湘雅路 276 号　邮编：410008）
网　　址：www.hnstp.com
印　　刷：嘉业印刷（天津）有限公司
经　　销：新华书店
开　　本：875mm×1230mm　1/32
字　　数：147 千字
印　　张：8
版　　次：2022 年 1 月第 1 版
印　　次：2022 年 1 月第 1 次印刷
书　　号：ISBN 978-7-5710-1365-3
定　　价：58.00 元

若有质量问题，请致电质量监督电话：010-59096394
团购电话：010-59320018